Friedrich Schorb
Healthismus

Die Buchreihe »**Gegenwartsfragen**« schärft zeitdiagnostisch den Blick für das Hier und Jetzt. Sie hinterfragt den Status quo und erweitert gesellschaftspolitische Debatten um wichtige psychosoziale Dimensionen. Die kurzen, eingängigen und gut lesbaren Diskussionsbeiträge beziehen kritisch Position, treiben die Auseinandersetzung mit den gegenwärtig wesentlichen Fragen kontinuierlich voran und sind damit in produktiver Weise irritierend.

GEGENWARTSFRAGEN

Friedrich Schorb

Healthismus

Gesundheit als gesellschaftliche Obsession

GEGENWARTSFRAGEN

Psychosozial-Verlag

Bibliografische Information der Deutschen Nationalbibliothek
Die Deutsche Nationalbibliothek verzeichnet diese Publikation in der Deutschen Nationalbibliografie; detaillierte bibliografische Daten sind im Internet über http://dnb.d-nb.de abrufbar.

Originalausgabe

E-Mail: info@psychosozial-verlag.de
www.psychosozial-verlag.de

ISBN 978-3-8379-3353-6 (Print)
ISBN 978-3-8379-6263-5 (E-Book-PDF)
ISSN 2943-5439

Inhalt

Für Sogand, Atash und Abtin

1 Gesundheit als Obsession

»Ich bin, wer ich bin, weil ich gesund bin / ich bin gesund, weil ich bin, wer ich bin: Du bist, wer du bist, weil du ungesund bist / du bist ungesund, weil du bist, wer du bist.«

Robert Crawford (2006, S. 414; Übersetzung F. S.)

Die US-amerikanische Luxus-Fitnesskette Equinox hat im Frühjahr 2024 ein neues Produkt auf den Markt gebracht. Unter dem Namen »Optimize by Equinox« bietet sie für 40.000 US-Dollar im Jahr ein besonders exklusives Fitness-Paket an, dass Kund*innen helfen soll, 100 Jahre alt zu werden und dabei gesund zu bleiben. Gelingen soll das durch personalisierte Ernährungs-, Schlaf- und Fitnesstrainings, basierend auf den biologischen Daten der Kund*innen. Konkret beinhaltet das Fitness- and Longevity-Paket, neben dem Zugang zu den Fitnessstudios des Konzerns, regelmäßige Bluttests auf gängige Risikofaktoren, die in jeder Arztpraxis zum Standardprogramm für einen Gesundheits-Check-up gehören. Außerdem erhalten die Mitglieder einen Smartring, der rund um die Uhr diverse Biomarker aufzeichnet, und darüber hinaus 16 Stunden pro Monat Personalcoaching mit Schlaf-, Ernährungs- und Fitness-Expert*innen sowie eine professionelle Massage pro Monat on top (Smith, 2024).

37 Millionen Menschen praktizieren in den USA Yoga, das entspricht eine*r von sieben volljährigen US-Amerikaner*innen. Bei den Frauen ist es sogar jede fünfte

(Raphael, 2022, S. 30). Gleichzeitig raucht heute nur noch eine*r von neun erwachsenen US-Amerikaner*innen. Mitte der 1960er Jahre, als die ersten Hippies Yoga für sich entdeckten, lag der Anteil der Raucher*innen noch bei über 40 Prozent der Volljährigen. Die Zahl der Mitglieder von Fitnessstudios hat sich in den USA zwischen 2000 und 2023 von 33 auf 69 Millionen mehr als verdoppelt. Die Hälfte der US-Amerikaner*innen nutzt mindestens eine Health-App. Auch in Deutschland werden Gesundheits-Apps von mehr als 40 Prozent der Bevölkerung aktiv genutzt. Die Zahl der Mitglieder in Fitnessstudios hat sich hierzulande zwischen 2000 und 2023 von rund vier auf über elf Millionen Menschen fast verdreifacht. Der gesamte Wellness-Sektor weltweit hat ein jährliches Volumen von 4.400 Milliarden US-Dollar (ebd., S. 4). Das entspricht 110 Millionen exklusiven Equinox-Mitgliedschaften. Das jährliche Medianeinkommen im US-Bundesstaat Mississippi hingegen betrug 2023 gerade einmal 37.500 US-Dollar – vor Steuern (McNair, 2024). Das reicht nicht ganz für ein Jahr »Optimize by Equinox«. Vielleicht liegt die Lebenserwartung in Mississippi deswegen bei nur 72 Jahren und ist damit niedriger als in Bangladesch oder Peru (Kristof, 2023).

Die vielen individuellen Gesundheitsinvestitionen scheinen zumindest auf der Bevölkerungsebene keine Wirkung zu entfalten. Nicht nur in den USA, auch in Deutschland und Großbritannien ist die Lebenserwartung zuletzt stagniert, während die Ausgaben für das Gesundheitswesen trotz Wellness-Boom und zunehmendem Gesundheitsbewusstsein weiter ansteigen. Ein Beispiel: die Verschreibungszahlen von Schmerzmitteln und Psychopharmaka in Deutschland. Im

Verlauf der 2010er Jahre nahm die Zahl der verschriebenen Tagesdosen für Opiate um 13 Prozent zu. Bei den übrigen Schmerzmitteln waren es im selben Zeitraum 36 und bei Antidepressiva 37 Prozent (Deutsches Ärzteblatt, 2021a). Geht man zeitlich weiter zurück, dann hat sich die Verschreibung von Antidepressiva seit 1990 in Deutschland sogar fast verzehnfacht (Fritze, 2020).

Warum also führt die gesellschaftliche Obsession mit Gesundheit für die meisten Menschen offenbar nicht zu einer Verbesserung ihres Wohlbefindens? Das vorliegende Buch will diesem Paradoxon auf den Grund gehen. Dazu zeigt es an anschaulichen Beispielen in aufeinander aufbauenden Episoden, wie sich der gesellschaftliche Umgang mit Gesundheit unter dem Schlagwort Healthismus auf die gesundheits- und gesellschaftspolitischen Entwicklungen der letzten Jahrzehnte in Deutschland, den USA und Großbritannien ausgewirkt und wer davon profitiert hat. Im Fokus steht dabei stets die Frage, wie die Bedeutung von und die Verantwortung für Gesundheit gesellschaftlich interpretiert und für welche politischen und ökonomischen Zwecke die jeweilige Auslegung von Gesundheit instrumentalisiert wird.

Im ersten Teil der Analyse wird die obsessive Beschäftigung mit Gesundheit als Herrschaftsinstrument und Distinktionsmittel analysiert. Nach einer Einführung in Healthismus und seinen gesellschaftlichen Kontext führt uns die Suche nach den gegenwärtigen Auswirkungen von Healthismus zuerst zu den Tech-Trendsettern im Silicon Valley. Hier wird die Instrumentalisierung von Gesundheitsförderung und Wellness in der privilegierten Arbeitswelt der Kreativzentralen im Silicon Valley mit den prekären Arbeitsbedingungen der Hilfskräfte, die von in ebendiesen Zentralen entwickelten Algorithmen gelenkt werden, kontrastiert. Im Anschluss lernen wir das Verlangen einiger Multimillionäre nach Unsterblichkeit als narzisstische Obsession fernab jeder gesellschaftlichen Vision kennen. Länger zu leben und gesünder zu bleiben als der Rest der Menschheit ist, neben der Besiedlung des Mars vielleicht, das letzte Statussymbol, das sich bislang mit Geld allein nicht kaufen lässt, dem sich die Anhänger*innen der Langlebigkeit aber durch eine Mischung aus Selbstkasteiung und Investitionen in medizinisch-technologische Lösungsansätze anzunähern versuchen.

Der zweite Teil des Buchs beschäftigt sich mit einem Phänomen, das der Philosoph und Theologe Ivan Illich als Iatrogenesis bezeichnet hat. Gemeint ist mit Iatrogenesis, dass die Ökonomisierung der Medizin auf der einen Seite und der Bedeutungsgewinn medizinischer Interventionen auf der anderen Seite soziale Probleme nicht nur nicht lösen, sondern oft sogar verschärfen bzw. überhaupt erst schaffen. Beispielhaft aufgezeigt wird hier zunächst, wie sich die Metapher von der Krankenhausfabrik im Zuge der Umstellung der Krankenhausfinanzierung auf Fallpauschalen zur gesellschaftlichen Realität verselbstständigt hat.

Auch der gegenwärtige Hype um eine neue Generation von Abnehmmedikamenten, die als Lösungsversuch für soziale Ungleichheit und ihre Auswirkungen auf Gesundheit sowie der Diskriminierung aufgrund des Körpergewichts gleichermaßen gehandelt werden, fügt sich in dieses Muster. Durch den massenhaften Einsatz eines vermeintlichen pharmakologischen Wundermittels soll die gesellschaftliche Auseinandersetzung um die Frage, ob nur ein dünner Körper als gesund und attraktiv gelten darf, oder ob der gesellschaftliche Anspruch nach Inklusion auch für dicke Körper gelten sollte, technisch gelöst werden. Schließlich stünde nun ja endlich allen Menschen die Möglichkeit offen, mit vertretbarem Aufwand ein gesellschaftlich akzeptiertes Körpergewicht zu erreichen. Ob dieses gesellschaftliche Realexperiment seine Versprechen einlösen kann oder selbst langfristig nicht nur neue soziale, sondern auch neue gesundheitliche Probleme verursachen wird, lässt sich noch nicht absehen.

Ein anderer Versuch, durch einen Großeinsatz der Pharmaindustrie gesellschaftliche Probleme zu lösen, kann hingegen heute schon als gescheitert betrachtet werden: Die Opioidkrise in den USA, die als Versprechen der Pharmaindustrie begann, Schmerzen effektiv und risikolos bekämpfen zu können, hat selbst eine gigantische Gesundheitskrise ausgelöst.

Unter welchen psychologischen Diagnosen Menschen vorrangig leiden, welche Erklärungs- und Lösungsansätze dafür diskutiert werden und wie die Betroffenen behandelt werden, sagt viel über die Verfasstheit von Gesellschaften aus. Im letzten Abschnitt der Auseinandersetzung mit den negativen gesundheitlichen Folgen der Medikalisierung wird die Instrumentalisierung von Begriffen wie Glück, Wohlbefinden und Gerechtigkeit im politischen Diskurs mit den materiellen Lebensbedingungen von Menschen verglichen, die aufgrund physischer und psychischer Einschränkungen unter den Bedingungen der radikalen britischen Austeritätspolitik auf staatliche Unterstützung angewiesen sind.

Der dritte und letzte Teil des Buchs, »Gesundheit braucht Politik«, befasst sich mit der Frage, welchen Einfluss politische Reformen auf die gesundheitliche Lage der Bevölkerung haben. Im Fokus stehen dabei Sozialreformen sowie Investitionen in die Infrastruktur, die in den frühzeitig industrialisierten Ländern ab der zweiten Hälfte des 19. Jahrhunderts ergriffen wurden und die maßgeblich verantwortlich für die Verbesserung der Bevölkerungsgesundheit und den Anstieg der Lebenserwartung waren. Schließlich wurden Infektionskrankheiten und die Säuglings- und Kindersterblichkeit schon erfolgreich dezimiert, noch bevor die biologischen Auslöser durch die medizinische Forschung entdeckt und Wirkstoffe zu ihrer Bekämpfung entwickelt werden konnten.

In der gegenwärtigen Theorie und Praxis von Gesundheitsförderung und Prävention steht hingegen wieder die Tendenz im Vordergrund, gesundheitliche Risiken zu individualisieren und durch indirekte Formen der Verhaltenslenkung zu moderieren. Allerdings ist der Versuch, die Bevölkerung durch Methoden des Nudgings, also des motivierenden »Anstupsens«, dazu zu bewegen, die externen Herausforderungen für ihre Gesundheit durch angepasstes Verhalten zu internalisieren, selbst in eine Krise geraten. Unter anderem weil sie mit der Forderung nach uneingeschränkter Konsumfreiheit im politischen Diskurs attackiert wird. Der hier präsentierte Freiheitsbegriff öffnet den Raum für ideologisch motivierte Angebote der kommerziellen Gesundheitsförderung, bei der sich geschäftliche und weltanschauliche Interessen untrennbar miteinander verquicken. Und er trägt mit dazu bei, dass sicher geglaubte sozial- und gesundheitspolitische Errungenschaften wieder infrage gestellt werden. Im Fazit werden Hinweise gegeben, wie eine Praxis der Gesundheitsförderung aussehen könnte, die, anders als Healthismus, nicht auf der

Akkumulation der Gesundheit Weniger auf Kosten der Gesundheit Vieler basiert.

Healthismus – eine Einführung

1872 erschien in England ein Roman mit dem Titel *Erehwon, or, Over the range*. Darin wird ein Ort beschrieben, in dem die Dinge in vielerlei Hinsicht auf den Kopf gestellt sind. So können in diesem Land, dessen Name Erehwon die rückwärtsgeschriebene Version von *nowhere* (Nirgendwo) ist, Kriminelle auf Empathie, Nachsicht, Verständnis und wohlwollende Behandlung hoffen, während Kranke moralisch geächtet und zu drakonischen Strafen verurteilt werden. Der Autor von *Erehwon*, Samuel Butler, lässt einen fremden Beobachter Folgendes über das mysteriöse Land berichten:

> »Wenn in diesem Land ein Mann krank wird oder sich eine Krankheit einfängt oder in irgendeiner Weise körperlich versagt, bevor er siebzig Jahre alt ist, wird er vor eine Jury aus seinen Landsleuten gestellt, und wenn er verurteilt wird, wird er dem öffentlichen Spott ausgesetzt und je nach Fall mehr oder weniger streng bestraft […]. Aber wenn ein Mann einen Scheck fälscht, sein Haus in Brand steckt, einen Raubüberfall oder andere Dinge tut, die bei uns strafbar sind, wird er […] in ein Krankenhaus gebracht und auf öffentliche Kosten sorgfältig gepflegt« (Butler, 1872, S. 66; Übersetzung F.S.).

Im weiteren Verlauf der Geschichte wird beschrieben, unter welchen Umständen ein Erkrankter in Erehwon als Wiederholungstäter zu lebenslanger Haft verurteilt wurde. Die Argumentation des Angeklagten, schon seine Eltern seien häufig krank gewesen, die ärmlichen Bedingungen, unter denen er aufgewachsen sei – schlechte Ernährung, unzureichende Bekleidung und harte körperliche Arbeit –, hätten ihn zum ersten Mal krank werden lassen, und die harten Bedingungen im Gefängnis hätten seinen Zustand dann noch weiter verschlimmert, sodass eine erneute Erkrankung allen Bemühungen zum Trotz unvermeidbar gewesen sei, wird durch den Richter als Ausrede für mangelnde Eigenverantwortung abgetan.

Der Umgang mit Erkrankten in Butlers Erehwon lässt sich als Kritik an der Klassenjustiz im viktorianischen England des 19. Jahrhunderts lesen, die die konkreten Umstände der Tat, die Biografie und die soziale Lage der Delinquent*innen bei der Urteilsbestimmung unberücksichtigt ließ. Butler weist mit den Mitteln der utopischen Erzählung darauf hin, dass diese Strafpraxis ebenso hartherzig ist wie die fiktive Rechtsprechung gegenüber körperlich geschwächten Menschen in Erehwon.

Das Pendant zum punitiven Umgang mit kranken Menschen in Erehwon ist der dort praktizierte therapeutische Ansatz gegenüber Gesetzesbrecher*innen. Sie werden in »Krankenhäuser gebracht und auf öffentliche Kosten sorgfältig gepflegt«. Hier zeigen sich Parallelen zur Medikalisierung in gegenwärtigen Gesellschaften. Zwar sind kontemporäre Gesellschaften alles andere als permissiv: Der Ruf nach härteren Strafen für Gesetzesbrecher*innen ist fester Bestandteil jedes Wahlkampfs, und die Zahl der Gefangenen ist in vielen westlichen Staaten in den letzten Jahrzehnten, sinkenden Kriminalitätsraten zum Trotz, kontinuierlich gestiegen.

Gleichzeitig aber werden heute viele sozial unerwünschte Verhaltensweisen nicht länger als moralische und juristische, sondern als medizinische und psychologische Probleme gerahmt. Dazu zählen etwa der (exzessive) Konsum von Alkohol und Betäubungsmitteln, aber auch abweichendes Verhalten von Kindern und Jugendlichen im Schulkontext, die mit Diagnosen wie ADHS versehen pharmakologisch und verhaltenstherapeutisch behandelt werden. Auch in der Rechtsprechung haben medizinische und psychologische Gutachten in den vergangenen Jahrzehnten an Bedeutung gewonnen. Das muss für die Betroffenen nicht unbedingt von Vorteil sein. So kann eine psychologische Beurteilung, die der begutachteten Person ein hohes Gefahrenpotenzial unterstellt, zu einer potenziell unbefristeten Sicherheitsverwahrung führen, während das juristische Strafmaß in der Regel endlich ist. Davon unbenommen bleibt aber in vielen Fällen eine psychologische oder medizinische Diagnose für abweichendes Verhalten Voraussetzung für den Schutz vor moralischer Ächtung ebenso wie vor rechtlichen Sanktionen.

Auch in der Analyse, die der US-amerikanische Soziologe Talcott Parsons (1958) zur Rollenerwartung an Kranke in der Gesellschaft entwickelt hat, wird Gesundheit als ein Zustand optimaler Leistungsfähigkeit definiert, der es einer Person erlaubt, ihre gesellschaftlichen Aufgaben und Rollen zu erfüllen. Anders als in Butlers Erehwon aber folgt für Parsons daraus nicht, dass Erkrankte bestraft werden, wenn sie die an sie gerichteten Erwartungen nicht (mehr) erfüllen können. Im Gegenteil: Krankheit geht für Parsons mit der temporären Befreiung von sozialen Verpflichtungen einher (z. B. zur Arbeit oder zum Schulbesuch, zum Militärdienst oder zur

Abschlussprüfung), so wie wir es alle auch aus unserer persönlichen Erfahrung kennen. Diesen zeitlich befristeten Freispruch von gesellschaftlichen Pflichten bezeichnet Parsons als »sekundären Krankheitsgewinn«. Der Preis dafür ist soziale Kontrolle. Medizinische Expert*innen müssen den Status des Krankseins und die damit verbundenen Privilegien legitimieren. Die erkrankten Personen werden zwar nicht für ihre Krankheiten verantwortlich gemacht, sind aber sehr wohl verpflichtet, »gesund werden zu wollen« und dafür mit dem medizinischen Fachpersonal zu kooperieren (Hehlmann et al., 2018, S. 104f.).

Auch wenn dieses Modell heute im Grundsatz immer noch gilt, ist der normative Konsens, dass man Kranke nicht bestrafen, sondern behandeln sollte, in der jüngeren Vergangenheit vermehrt infrage gestellt worden. So ermöglicht die kontinuierliche Zunahme medizinischen und gesundheitswissenschaftlichen Wissens nicht nur mehr Menschen den Zugang zu einer besseren Gesundheit, sondern sie verschärft auch die Anforderungen an die Individuen, dieses Wissen eigenverantwortlich umzusetzen. Kranke, konstatiert die Bochumer Gesundheitswissenschaftlerin Bettina Schmidt, seien in dieser Logik nicht mehr Opfer unglücklicher Fügungen und gesundheitsschädlicher Lebensbedingungen, sondern in erster Linie »tatverdächtig aufgrund ihrer mangelnden Anstrengungen zur gesundheitlichen Selbstoptimierung« (Schmidt, 2010, S. 31).

Diese Konzeption von Gesundheit als moralischem Werturteil wurde erstmalig 1980 vom US-amerikanischen Soziologen Robert Crawford als Healthismus bezeichnet (Crawford, 1980). Healthismus basiert auf der Überzeugung, dass der eigene Körper beliebig formbar ist, dass Gesundheit eine Frage des Verhaltens ist, und dass chronische Erkrankungen Folge einer falschen Lebensweise sind. Wer seine Risikofaktoren kennt, sich richtig ernährt, nicht raucht, nicht trinkt, sich genug bewegt, weder zu viel noch zu wenig schläft, Schadstoffe und Stressfaktoren jeglicher Art vermeidet, der oder die bekommt nach dieser Logik keinen Schlaganfall oder Krebs. Wer dennoch krank wird, muss also etwas falsch gemacht haben. Der healthistischen Denkweise folgend genügt es dementsprechend auch nicht, sich auf medizinische Interventionen zu verlassen. Wer der neuen Gesundheitsideologie folgen will, kann sich also nicht auf die Befolgung medizinischer Maßnahmen beschränken, wie das Parsons noch als Voraussetzung für eine gesellschaftlich akzeptierte Krankenrolle definiert hat. Healthismus impliziert hingegen, dass medizinische Compliance nicht ausreicht und man sich seine Gesundheit immer wieder eigenständig erarbeiten muss (Crawford, 2006). Ähnlich wie es Samuel Butler in seinem Roman *Erehwon* beschrieben hat, bedeutet Healthismus, dass genetische und soziale Prädispositionen wie Erbkrankheiten, Armut und damit einhergehende widrige Lebens- und Arbeitsbedingungen als Ursachen für gesundheitliche Probleme ignoriert oder als Ausrede für mangelnde Eigenverantwortung abgetan werden.

Der Aufstieg der neuen Gesundheitsideologie hat einen politökonomischen Hintergrund in den westlichen Wohlfahrtsstaaten, der maßgeblich durch die Zunahme von Prekarität und Ungleichheit für die arbeitende Bevölkerung ab den 1970er Jahren geprägt ist (Streeck, 2013). Folge dieser Entwicklung ist, dass Gesundheit zum zentralen Kapital dieser prekarisierten Arbeiter*innen geworden ist, wie es der deutsche Gesundheitswissenschaftler Hagen Kühn in seiner Studie *Healthismus. Eine Analyse der Gesundheitsförderung und Präventionspolitik in den USA* festgestellt hat:

> »In Zeiten und Verhältnissen, in denen die Zwecke (Leben) von den Mitteln (Ökonomie) beherrscht werden, ist es kein Widerspruch, wenn gesagt wird, die Menschen verstünden ihre Gesundheit als ›höchstes Gut‹. Als ideologisierte Realerfahrung der Arbeitnehmer bildet sich im Alltagsbewußtsein ein individualistisches ›Ich-Ideal‹ heraus, in dem das Selbstbild der ökonomischen Oberklasse ›anthropologisiert‹, d.h. zur ›Natur des Menschen‹ schlechthin verallgemeinert wird. Es ist dies die Idealisierung des auf den Märkten agierenden Einzelunternehmers. Was diesem seine Firma und die Bilanz, ist jenen das Arbeitsvermögen und der ›Check-up‹ beim Hausarzt« (Kühn, 1993, S. 27).

Umso weniger Einfluss Menschen auf globale politische, ökonomische und technische Entwicklungen haben, die für ihre Chancen auf den gesellschaftlichen Märkten entscheidend sind, umso stärker konzentrierten sie sich auf die Optimierung ihrer Körper als das letzte Refugium, von dem sie glauben, dass sie es noch eigenständig kontrollieren können. Deutlich werden die Folgen dieser Entwicklung in der ausufernden Körperarbeit, wie die Soziolog*innen Carolin Amlinger und Oliver Nachtwey anschaulich ausführen:

> »Gelten Glück oder Leid, Erfolg oder Scheitern, Gesundheit oder Krankheit als direktes Resultat individuellen Handelns,

versetzt dies die Menschen in eine rastlose Optimierungsaktivität. Wird ›persönliche Erfüllung‹ zum zentralen Maßstab eines gelingenden Lebens, schlägt sie um in ihr Gegenteil, die Disziplinierung und Kontrolle des Selbst. Augenscheinlich wird dies in der verzwickten Körperarbeit. Im Fitnessstudio stemmen nun nicht mehr allein altmodische Individualisten [...] Gewichte. Der Körper wird in allen Milieus [...] getrimmt, gestählt, definiert. Mit der Smartwatch am Arm wird der Puls kontrolliert, werden die täglichen Schritte vermessen oder kleine Fehler aufgedeckt. In der Nacht ruht nur der Mensch, die Smartwatch wacht darüber, wie gut er es tut« (Amlinger & Nachtwey, 2022, S. 85).

Healthismus basiert also auf dem unerschütterlichen Glauben daran, dass wir als Individuen absolute Kontrolle über unseren Körper und über unser Leben haben können. Die dunkle Seite von Healthismus beinhaltet die Vorstellung, dass sich soziale Ungleichheit mit vermeintlich selbstverschuldeten gesundheitlichen Unterschieden rechtfertigen lässt. Dieser healthistisch inspirierte Sozialdarwinismus führt zwangsläufig zu einer Stigmatisierung derjenigen, die gesellschaftlich als ungesund klassifiziert werden (Turrini, 2015). Healthismus bietet Menschen die Möglichkeit, sich moralisch über andere zu erheben, ohne gesellschaftliche Sanktionen befürchten zu müssen (Metzl & Kirkland, 2010). Folglich werden Menschen, die nicht dem gesellschaftlich tradierten Gesundheits- und Schönheitsideal entsprechen, weil sie z. B. als zu dick gelten, wie im fiktiven Erehwon »dem öffentlichen Spott ausgesetzt« und sozial sanktioniert.

Healthismus und Medikalisierung stehen nicht im Widerspruch zueinander, sondern ergänzen sich wechselseitig.

Aus beiden Perspektiven wird Gesundheit individualistisch und nicht gesellschaftlich analysiert. Healthismus und Medikalisierung suchen und finden die Ursachen gesundheitlicher Probleme beide in individuellen Verhaltensweisen und die Lösung im Konsum kommerzieller Angebote. Besonders deutlich kommt das Zusammenspiel von Medikalisierung und Healthismus in der hierarchischen Konzeption von gesundheitspolitischen Präventionsmaßnahmen zum Ausdruck. Die Gesundheitswissenschaftler Rolf Rosenbrock und Hagen Kühn (1994) haben dieses Prinzip als Darwin'sches Gesetz der Präventionspolitik bekannt gemacht. An erster Stelle stehen in dieser Konzeption medizinisch-technische Lösungen für Gesundheitsprobleme. An zweiter Stelle Maßnahmen der Verhaltensprävention, die der healthistischen Denkweise folgend auf individuelle Verhaltensänderungen unabhängig von strukturellen Rahmenbedingungen setzen. Und erst ganz zum Schluss kommen Interventionen zum Zug, die die grundlegende Umgestaltung der sozialen Verhältnisse zum Ziel haben.

Diese Hierarchie des Darwin'schen Gesetzes der Präventionspolitik leitet sich aus dem Zusammenspiel von finanziellen Anreizen und politischen Widerständen ab. Medizinisch-technische Lösungen stoßen auf wenig politische Widerstände und bedienen gleichzeitig die finanziellen Anreizsysteme einflussreicher Interessengruppen. Reformen und Kampagnen, die auf individuelle Verhaltensänderung abzielen, stoßen ebenfalls auf wenig wirkmächtigen politischen Widerstand und bringen zudem mehr finanzielle Möglichkeiten für privatwirtschaftliche Investitionen mit sich als Interventionen, die eine Umverteilung oder gar die grundlegende

Umgestaltung der sozialen Verhältnisse zum Ziel haben. Folgerichtig wird bei der Suche nach Risikofaktoren für gesundheitliche Probleme immer dann, wenn sich empirische Anhaltspunkte nicht vollständig ausschließen lassen, auf individuelles Verhalten als Ursache verwiesen. Das heißt, Gesundheitsprobleme der gesellschaftlichen Ebene werden auf die individuelle Ebene zurückgeführt. Konkret äußert sich das dann z. B. darin, dass die Ursachen von Krebserkrankungen von Stahlarbeiter*innen oder Lackierer*innen in ihrem Tabakkonsum oder Hörschäden von Straßenbauarbeiter*innen und Flughafenbodenpersonal in ihrem Freizeitverhalten gesucht werden (Kühn, 1993, S. 141).

Wenn man heute Erehwon in eine Internetsuchmaschine eintippt, dann ist der erste Treffer eine exklusive Supermarktkette für Biolebensmittel im Großraum Los Angeles. Der Name des Einzelhändlers ist Programm. Anders als Butlers anklagender Text aber, bringt er die Idee der unbedingten Eigenverantwortung für Gesundheit affirmativ zum Ausdruck. Den meisten Kund*innen in den Erehwon-Filialen, viele von ihnen bekannte Schauspieler*innen und Influencer*innen, die dort frisch gepresste Sellerie-Smoothies für 24 US-Dollar pro Liter aus dem Kühlregal greifen und das Markenlogo der Kultkette auf T-Shirts ab 50 und Jogginghosen ab 200 US-Dollar spazieren tragen, dürfte das literarische Vorbild unbekannt sein. Unbewusst aber transformieren sie durch ihren symbolischen Gesundheitskonsum in den Erehwon-Märkten den Geist der Butler'schen Dystopie aus dem 19. Jahrhundert in die Gegenwart.

Eine Erehwon-Filiale in Beverly Hills wäre dann auch ein angemessener Startpunkt für die Analyse der gegenwärtigen Gesundheitsobsession. Von hier führt uns die erste Etappe in eine mögliche Zukunft der Arbeitswelt, die sich heute schon im Silicon Valley und seinen globalen Satelliten studieren lässt. Dort angekommen analysieren wir das vorherrschende Verständnis von körperlichem und mentalem Wohlbefinden und seinen instrumentalen Einsatz zur Mitarbeiter*innenführung. Im Anschluss beobachten wir ein paar Tech-Entrepreneure dabei, wie sie ihre Zeit und ihr Geld in ein besonders exklusives Modell der Gesundheitsförderung investieren: das Streben nach ewiger Jugend.

Wellness im Silicon Valley

Im Mai 2022 hat Google seinen neuesten Campus eingeweiht und ihn auf den Namen Bay View getauft. Bay View wurde in der Ortschaft Mountain View errichtet und steht gleich neben Googleplex, dem angestammten Firmensitz des Internetriesen. Mehr als 4.000 Mitarbeiter*innen finden in Bay View Platz. Sie arbeiten gemeinschaftlich unter einer gigantischen Zeltkuppel. In das Zeltdach wurden Solarmodule installiert, die den Großteil der Energie für das Gebäude liefern. Zudem speichert das Dach Regenwasser und nutzt es für die Kühlung und die Wasserversorgung des Gebäudes. An das Gebäude angeschlossen sind ein Eventcenter mit Platz für 1.000 Menschen und 240 Wohneinheiten für neue Mitarbeiter*innen, die kurzfristig keine neue Bleibe finden konnten. Der innovative Riesenbau soll die Angestellten motivieren, nach dem Ende der Corona-Lockdowns wieder in ihre Büros zurückzukehren. Google will ihnen in Bay View eine Arbeitsatmosphäre bieten, die attraktiver ist als das Homeoffice. Der Campus besteht aus zwei Ebenen. Die erste Ebene beherbergt Restaurants, Cafés und Besprechungsräume sowie Fitness-, Sport- und Wellnesscenter. Die zweite Ebene besteht aus flexiblen Großraumbüros mit bis zu 20 Meter hohen Decken. Bay View mag architektonisch eine Ausnahmeerscheinung sein. Das Wohnzimmerfeeling in den Büros und die zahlreichen Annehmlichkeiten, die der neue Google-Campus bietet, sind es nicht. Es gab sie schon vor der Corona-Pandemie, und das nicht nur bei Google. Ein weitläufiger Gastronomiebereich, in dem nicht selten Spitzenköch*innen ihr Handwerk praktizieren. Cafés, in denen ausgebildete Baristas ausgefeilte Kaffeespezialitäten offerieren. Fitnesscenter, die nicht nur die neuesten Geräte vorrätig halten, sondern in denen auch Trainer*innen den Mitarbeitenden jederzeit beratend zur Seite stehen, ein weitläufiger Wellnessbereich inklusive Schwimmbäder, in dem unter anderem auch Tanz- und Yoga-Kurse angeboten werden, gehören in den Stammsitzen der großen Internetunternehmen ebenso zur Normalität wie die sprichwörtlich gewordenen Tischtennisplatten und Tischkicker. Selbst ein Wäscheservice für die gestressten Mitarbeiter*innen bieten Google und Co. an. Der soll verhindern, dass Angestellte kurz vor Ladenschluss zur Trockenreinigung hetzen müssen und dann womöglich nicht mehr wiederkommen.

Die genannten Annehmlichkeiten werden den Mitarbeitenden zusätzlich zu ihren generösen Gehältern entweder gratis oder stark subventioniert angeboten. Google setzt in der Tech-Industrie den Standard, dem alle größeren, aber auch viele kleinere Firmen folgen, auch wenn diese aus logistischen Gründen manche Dienstleistungen, wie etwa die Essensversorgung, auslagern (Chen, 2022).

Die Umsorgung des Personals hört mit den Annehmlichkeiten am Arbeitsplatz, wie sie Geschäftsreisende z. B. aus Luxushotels kennen, aber noch lange nicht auf. Auch das Freizeitangebot spielt eine große Rolle. Unternehmen mieten Kinos für Filmvorführungen für ihre Mitarbeiter*innen und deren Angehörige. Sie organisieren Vorträge und Konzerte, besorgen Eintrittskarten für Sport- und Musikveranstaltungen und buchen Kurztrips für ihre gestressten Angestellten. Viele der Tech-Unternehmen im Silicon Valley offerieren einen kostenlosen Chauffeurservice, von dem sich die Mitarbeiter*innen jederzeit zur Arbeit oder nach Hause fahren lassen können. Die zur Verfügung gestellten Kleinbusse mit getönten Fensterscheiben für mehr Privatsphäre sind selbstverständlich mit WLAN und Steckdosen ausgestattet, damit während der Fahrt weitergearbeitet werden kann. Manche Firmen bieten ihren Angestellten sogar einen Putzservice für ihre Privathaushalte an, um zu verhindern, dass sie ihre knapp bemessene Freizeit mit Hausarbeit bzw. der eigenständigen Suche nach Reinigungskräften verbringen müssen (ebd.).

Gerade wenn es um das Essen geht, steckt hinter der Fürsorge für die Mitarbeitenden im Silicon Valley aber oft mehr als nur der Wunsch, den Arbeitsplatz möglichst attraktiv zu gestalten. Die Auswahl an Speisen in den firmeneigenen Food Courts ist groß und das Angebot attraktiv. Aber die Mitarbeitenden werden auch mit psychologischen Tricks angehalten, sich gesund zu ernähren. So werden in den Kantinen die gesunden Angebote besonders prominent positioniert. Umgekehrt werden Snacks, Desserts und Getränke mit hohem Zucker-, Fett-, oder Salzanteil entweder versteckt oder gleich ganz verbannt. In ihrem Buch *Work, Pray, Code* beschreibt die Soziologin Carolyn Chen, wie in einem kleinen Startup die Mitarbeitenden der Personalabteilung den Programmierer*innen vormittags Obstteller und nachmittags Gemüseteller zubereiten und sie mit selbstgestalteten humorvollen Plakaten dazu animieren, ihr Obst und Gemüse auch brav aufzuessen (ebd., S. 62).

Die Firmenkultur der Startups ebenso wie der etablierten Tech-Giganten hat aber nicht nur ein Herz für gesunde Ernährung, sondern auch ein ausgeprägtes Faible für Entspannungstechniken. Meditation und Yoga am Arbeitsplatz sind gang und gäbe. Aber auch die Teilnahme an mehrtägigen Retreats legen viele Firmen ihren Mitarbeitenden nahe und übernehmen gerne die Kosten. Ziel dieser Maßnahmen ist nicht die kontemplative Hingabe an ein höheres Wesen, und es geht auch nicht um Selbstfindung. Die Motivation für Tech-Unternehmen, ihren Mitarbeitenden Entspannungstechniken wie Meditation und Yoga anzubieten, ist es, in möglichst kurzer Zeit ihre Kreativität und Konzentration wiederherzustellen, um so ihre »Ware Arbeitskraft« zu optimieren. Der kurze Ausbruch aus der Arbeitsroutine soll es ermöglichen, danach umso motivierter und inspirierter weiterzuarbeiten. Der große Aufwand, den die Firmen hierfür betreiben, wird dadurch gerechtfertigt, dass es sich in diesem Fall um eine besonders wertvolle Ware handelt: nämlich die Arbeitskraft von jungen, hochtalentierten und motivierten Programmierer*innen, die ihr Handwerk an den Eliteuniversitäten gelernt haben.

Ähnlich instrumentalistisch ist der Umgang vieler Tech-Entrepreneure und Entwickler*innen mit Psychedelika. Auch ihre Einnahme dient nicht dem Eskapismus oder der

Selbstfindung. Stattdessen sollen durch Mikrodosierung die Kreativität und Konzentration gefördert werden, ohne die Kontrolle über den Prozess zu verlieren und die Deadline zu riskieren. Es geht nicht darum, außerweltliche Erfahrungen zu generieren. Vielmehr soll dem »Thinking out of the Box« auf die Sprünge geholfen werden (Herriger, 2018).

Trotzdem stellt sich die Frage, warum hohe Gehälter, schicke Büros und gutes Essen aus Sicht des Managements nicht ausreichen in der Konkurrenz um die begehrten Humanressourcen. Die Antwort liegt in den Arbeitszeiten. Die gibt es nicht. Die Angestellten der Tech-Firmen im Silicon Valley können theoretisch so viel Urlaub nehmen, wie sie wollen, und sie können kommen und gehen, wie es ihnen gefällt. Der Leistungsdruck aber ist enorm. Projekte müssen umgesetzt werden und zwar schnell, die Konkurrenz schläft nicht. Dementsprechend arbeiten die meisten Angestellten von Google und Co. weit mehr als die üblichen 40 Stunden pro Woche. Eine 60-Stunden-Woche ist normal, eine 70-Stunden-Woche nicht außergewöhnlich. Ständige Erreichbarkeit wird ohnehin vorausgesetzt (Chen, 2022, S. 7). Wer seine Mitarbeiter*innen so viel und so intensiv arbeiten lässt, riskiert aber, dass sie schnell ausbrennen. Zu viel Stress schadet der Konzentration. Schlafmangel führt zu Depressionen. Mitarbeiter*innen mit Burnout erbringen keine Leistung mehr. Ihre Stellen bleiben längere Zeit vakant und müssen gegebenenfalls neu besetzt werden.

Karl Marx und Friedrich Engels schreiben im *Kapital* Folgendes zur Länge des Arbeitstages:

> »Ein Mensch kann während des natürlichen Tags von 24 Stunden nur ein bestimmtes Quantum Lebenskraft verausgaben. So

> kann ein Pferd tagaus, tagein nur 8 Stunden arbeiten. Während eines Teils des Tags muß die Kraft ruhen, schlafen, während eines andren Teils hat der Mensch andre physische Bedürfnisse zu befriedigen, sich zu nähren, reinigen, kleiden usw. Außer dieser rein physischen Schranke stößt die Verlängerung des Arbeitstags auf moralische Schranken. Der Arbeiter braucht Zeit zur Befriedigung geistiger und sozialer Bedürfnisse, deren Umfang und Zahl durch den allgemeinen Kulturzustand bestimmt sind. Die Variation des Arbeitstags bewegt sich daher innerhalb physischer und sozialer Schranken. Beide Schranken sind aber sehr elastischer Natur und erlauben den größten Spielraum. So finden wir Arbeitstage von 8, 10, 12, 14, 16, 18 Stunden, also von der verschiedensten Länge« (Marx & Engels, 1968, S. 246).

Die Manager*innen im Silicon Valley scheinen sich diese Zeilen intuitiv zum Vorbild genommen zu haben. Wenn sie die Länge des Arbeitstags dauerhaft über die in den frühzeitig industrialisierten Ländern vor mehr als einem halben Jahrhundert gewerkschaftlich erkämpften und seither soziokulturell etablierten acht Stunden pro Tag und fünf Tagen pro Woche ausdehnen möchten, müssen sie ihren Angestellten dabei helfen, nicht nur ihre physischen Bedürfnisse am Arbeitsplatz zu befriedigen, sondern auch ihre geistigen und sozialen. Daher rührt der enorme Aufwand, mit dem die Tech-Unternehmen ihre Angestellten umsorgen. Fachkräfte mit dem hohen Anforderungspotenzial, das die Tech-Unternehmen fordern, sind eine begrenzte Ressource. Sie zu ersetzen, ist nicht immer möglich. Mitarbeiter*innen zu halten und dafür zu sorgen, dass sie gesund, glücklich und entspannt bleiben, ist für die Tech-Unternehmen somit unverzichtbar.

Reproduktion wird im *Kapital* von Karl Marx und Friedrich Engels als Konsum von Waren beschrieben, der notwendig ist, um die »Ware Arbeitskraft« zu regenerieren. Oder wie man es im neudeutschen Business-Sprech ausdrücken würde: Die Batterien müssen aufgeladen werden, um am nächsten Tag wieder voll da zu sein und zu performen. Auch wenn die dafür notwendigen Tätigkeiten heute zunehmend kommodifiziert, d. h. marktförmig organisiert werden, verbleibt ein wesentlicher Teil dieser Arbeit außerhalb der Lohnarbeitssphäre. Und diese gesellschaftlich notwendigen, aber nicht entlohnten Tätigkeiten werden immer noch überwiegend von Frauen verrichtet.

An der Marx'schen Arbeitswertlehre wurde aus feministischer Perspektive kritisiert, dass sie unbezahlte Reproduktionsarbeit wie Kindererziehung, Haus- und Pflegearbeit in ihrer Analyse nicht berücksichtigt (Winker, 2018). In der Tech-Ökonomie im Silicon Valley wird diese Reproduktionsarbeit hingegen betriebswirtschaftlich abgebildet. Erledigt wird sie von den Human-Resource-Abteilungen der Konzerne, die sich dort von einer Institution, die traditionell mit der Verwaltung und Kontrolle der Angestellten befasst ist, zu einer Bastion des *maternal corporatism* (Chen, 2022, S. 53ff.) gewandelt hat: also einer fürsorglich überwachenden Versorgung der Mitarbeitenden, die dem gesellschaftlich tradierten Mutterideal nachempfunden ist. Es sind die in der Human-Resource-Abteilung arbeitenden Angestellten, die Obstteller vorbereiten, den regelmäßigen Gang zum Wasserspender anmahnen, ungesunde Snacks in der Kantine verstecken, als Belohnung für gute Arbeit Konzert- und Kinokarten besorgen, Meditations-Retreats und Dating-Coaches organisieren, sich um die Kleider- und gegebenenfalls auch die Wohnungsreinigung sowie um viele weitere Details im Leben der wertvollen Angestellten kümmern. Auch eine zeitlich flexible Kinderbetreuung am Arbeitsplatz und Kinderfeste mit Unterhaltungsprogramm für die Familien der Mitarbeiter*innen organisiert das Human-Resource-Management der Tech-Branche im Silicon Valley (Aisslinger, 2016).

Die Mitarbeitenden der Personalabteilung werden deutlich schlechter bezahlt als die Softwareentwickler*innen und Programmierer*innen. Was sie noch unterscheidet? Sie sind meist weiblich, während die von ihnen umsorgten Ingenieur*innen immer noch überwiegend männlich sind. Doch trotz der relativ schlechten Bezahlung sind die Angestellten der Personalabteilung ungleich bessergestellt als diejenigen, deren Arbeitskraft ausgesourct wurde. Die Küchenhilfen, die Gebäudereinigungskräfte, die Angestellten der Sicherheitsdienste, die Busfahrer*innen, die Textilreiniger*innen, selbst die Yogalehrer*innen und Fitnesstrainer*innen, die Bay View, Googleplex und all die anderen Hightech-Tempel am Laufen halten, können mit dem Verdienst aus ihren Dienstleistungen die exorbitanten Lebenshaltungskosten im Silicon Valley nicht finanzieren. Statt mit dem Firmenshuttle fahren sie mit dem öffentlichen Bus zur Arbeit. Sie pendeln oft stundenlang, weil sie der durch die hohen Löhne in den Tech-Unternehmen angefeuerte Immobilienboom immer weiter von ihren Arbeitsplätzen vertreibt. Nicht wenige sind obdachlos, schlafen im Auto, bei Bekannten auf der Couch oder in Notunterkünften, und sind trotz Vollzeitjob auf Lebensmittel- und Kleidungsspenden angewiesen (ebd.). Ihre prekäre finanzielle Lage zwingt viele dazu, zusätzlich zu ihren Hauptjobs noch nebenbei zu arbeiten. Gesteuert von Algorithmen, die in den Konzernzentralen des Silicon Valley entwickelt wurden, sortieren sie Pakete, liefern Essen aus, bieten Fahrdienstleistungen an, reinigen und bewachen Apartments und Büros, pflegen und versorgen Kinder und alte Menschen und verschaffen nebenbei den App-Betreiber*innen gigantische Umsätze.

Überarbeitung, Schlaflosigkeit und Stress schaden der psychischen und physischen Gesundheit der Outgesourcten mehr als der Kernbelegschaft, die nicht nur von ihren Arbeitgebern umsorgt wird, sondern auch über eine Krankenversicherung verfügt, die ihr eine erstklassige medizinische Versorgung garantiert. Die unsichtbaren Dienstleister*innen im Hintergrund haben oft keinen oder zumindest keinen ausreichenden Krankenversicherungsschutz. Und selbst wenn sie regulär versichert sind, können viele von ihnen medizinische Dienstleistungen aufgrund der obligatorischen Eigenbeteiligungen oft nur im Notfall wahrnehmen. Der Mangel an finanzieller Sicherheit macht es ihnen zudem unmöglich, ihren Stress zu kompensieren. Auch ihre Arbeitstage sind lang und ermüdend, aber für die fürsorgliche Kontrolle ihres Wohlbefindens fühlt sich niemand zuständig. Für ihr Seelenheil wird keine Klangschale zum Schwingen gebracht, niemand ruft sie zur Meditation oder fragt, was sie essen möchten, ob sie glücklich sind und wie sie gerne ihr Wochenende verbringen würden. Ihre Gesundheit und ihr Karma sind für die Tech-Unternehmen irrelevant. Sie gehören nicht zur Kernbelegschaft und sind somit unsichtbar.

Hinter dem empathischen und fürsorglichen Führungsstil gegenüber den Angestellten der Tech-Konzerne im Silicon Valley und allen anderen Unternehmen weltweit, die sich diese Philosophie zum Vorbild nehmen, steht eine kühle ökonomische Berechnung, von der die Beschäftigten genau solange profitieren, wie ihre Arbeitskraft eine Mangelware ist. Das zeigt sich aktuell an der jüngsten Kündigungswelle in vielen Tech-Konzernen, deren Renditeerwartungen sich mit dem Ende der Corona-Pandemie nicht erfüllt haben. Besonders betroffen vom Ende der Corona-Maßnahmen ist der Meta-Konzern unter der Leitung von Mark Zuckerberg. Dessen Idee eines virtuellen Metaverses, in dem alle denkbaren Aktivitäten von zu Hause aus mithilfe eines Virtual-Reality-Headsets vollzogen werden können, klingt für potenzielle Kund*innen nach dem Ende der Corona-Maßnahmen weit weniger attraktiv als von den Entwickler*innen erhofft. Zu den in der Folge bei Meta veranlassten Kostensenkungen gehören neben Massenentlassungen auch das Zurückfahren der Extras für die restlichen Beschäftigten. Der kostenlose Wäscherei-Service wurde gestrichen, die Essenszeiten und die Auswahl in der Kantine eingeschränkt (Frenkel & Isaac, 2023). Gleichzeitig wird für diejenigen, die die Dienstleistungsarbeit im Hintergrund erledigen, das Leben durch die neuen Sparmaßnahmen noch mehr als bisher zu einem Überlebenskampf.

Im opportunistischen Umgang mit den Humanressourcen lässt sich nicht nur im Silicon Valley beobachten, wie die Frage des Zugangs zu einer gesundheitsförderlichen Lebenswelt zum Distinktionsmerkmal und Herrschaftsinstrument geworden ist. Das Beispiel zeigt aber auch, wie die Privatisierung dieses Zugangs dazu beiträgt, die Gesundheit der Wenigen auf Kosten der Gesundheit der Vielen zu fördern. Die

Kombination aus sozialdarwinistischem Gesellschaftsbild, Technikgläubigkeit und Offenheit für Spiritualität und Esoterik schließlich bringt nicht nur die Philosophie vieler Tech-Unternehmen auf den Punkt, sondern beschreibt auch sehr gut die Grundprinzipien von Healthismus.

Amazon, der dritte Internetriese neben Alphabet, dem Mutterkonzern von Google, und Zuckerbergs Meta, hat seine Zentrale nicht im Silicon Valley. Das Amazon-Hauptquartier befindet sich ebenfalls an der Westküste der USA, aber ein gutes Stück weiter nördlich in Seattle. Ähnlich wie Alphabet und Apple setzt auch Amazon auf eine außergewöhnliche Architektur mit viel Glas. Der Gebäudekomplex in der Innenstadt von Seattle ist eingebettet in einen Park und besteht aus drei miteinander verbundenen Glaskuppeln, die bis zu 30 Meter in die Höhe ragen. Die Kuppeln beherbergen seltene Bäume und Blumen. Die Wände sind von Moosen und Schlingpflanzen bedeckt, künstliche Wasserfälle sowie Nestern nachempfundene schwebende Hütten aus Bambus finden sich hier neben Kantinen, Besprechungsräumen und Ruhezonen. Nur ein kleiner Teil der Spheres ist öffentlich zugänglich. Den Großteil der Anlage können die Angestellten, die in den umliegenden Hochhäusern des Amazon-Hauptquartiers ihre Büros haben, nach Voranmeldung nutzen, um dort zu konferieren, zu dinieren und anschließend auf bequemen Liegestühlen ein Nickerchen zu halten. Das Ganze in einer Umgebung, deren Ästhetik irgendwo zwischen Großvoliere und Kongresscenter angesiedelt ist (Wainwright, 2013).

Anders als Meta und Alphabet ist Amazon nicht nur mit Blick auf den Börsenwert ein Riese, sondern auch der zweitgrößte Arbeitgeber weltweit mit mehr als 1,5 Millionen

Mitarbeiter*innen. Alphabet hat weltweit etwa 180.000 Angestellte und Meta nicht einmal 70.000. Die wenigsten der Mitarbeiter*innen von Amazon arbeiten in der Umgebung von Spheres oder einem der anderen gläsernen Bürogebäude. Die Angestellten des Logistikgiganten arbeiten üblicherweise in riesigen Lagerhäusern ohne Tageslicht. Und sie zählen auch nicht zu den Spitzenverdiener*innen, sondern sind am unteren Ende der Gehaltsskala angesiedelt.

Die Arbeitsbedingungen bei Amazon gelten als besonders gefährlich. Die Zahl der Arbeitsunfälle bei Amazon in den USA war im Jahr 2020 etwa doppelt so hoch wie im Industriedurchschnitt. Besonders viele Unfälle gibt es während der Angebotswochen rund um die sogenannten Prime Days oder den Black Friday, der großen Rabattschlacht vor Thanksgiving, die mittlerweile zur Black Week verlängert wurde. Die Mitarbeitenden müssen dann nicht nur besonders viele Bestellungen abarbeiten, sondern sie werden auch zu Überstunden verpflichtet. Ihre Arbeitstage verlängern sich auf bis zu 12 Stunden. Die Arbeitswoche beträgt dann bis zu 60 Stunden. In einigen Amazon-Lagerhäusern wie DuPont bei Seattle gab es im Jahr 2019 bis zu 22 Unfälle pro 100 Mitarbeiter*innen. Der Industriedurchschnitt ohne Amazon lag zu diesem Zeitpunkt bei etwa 4 Unfällen pro 100 Mitarbeiter*innen. Als Grund dafür wurde vor allem der vermehrte Einsatz von Robotern genannt, die das Tempo an den Packstationen nach oben treiben (Evans, 2020). Die Roboter transportieren die Waren zu den Arbeiter*innen. Die Arbeiter*innen müssen jetzt nicht mehr durch die Lager laufen, sondern nehmen die Ware direkt von den Robotern entgegen und scannen sie. Statt um die 100 Artikel vor der

Roboterisierung müssen sie nun bis zu 400 Gegenstände pro Stunde bearbeiten.

Die hohen Unfallzahlen in den Amazon-Lagerhäusern liegen aber nicht nur an der fortgeschrittenen Roboterisierung. Sie sind auch höher als bei der Konkurrenz, weil Amazon so großen Wert auf eine schnelle Belieferung der Kund*innen legt. Amazon wirbt damit, dass Prime-Kund*innen eine wachsende Zahl an Produkten am selben Tag zugestellt wird, und erhöht so unablässig den Druck auf die Mitarbeiter*innen. Nachdem das unabhängige Center for Investigative Reporting (ebd.) und die *Washington Post* (Greene & Alcantara, 2021) über die Zustände in den Amazon Fulfillment Center berichtet hatten, musste die Firma reagieren. Eine der Maßnahmen, um das Vertrauen der Kund*innen und der Inspekteur*innen der staatlichen Occupational Safety and Health Administration wiederherzustellen, war die Einführung des WorkingWell-Programms. Mit WorkingWell sollte Wellness am Arbeitsplatz bei Amazon von den Glaskuppeln der Zentrale zu den einfachen Arbeiter*innen in den zahllosen Lagerhallen gebracht werden. Es dürfte wenig überraschen, dass sich die Wellness-Angebote für die Picker*innen erheblich von den First-Class-Angeboten für die Programmierer*innen, Anwält*innen und Marketing-Expert*innen in den gläsernen Hauptquartieren unterscheiden. Im Rahmen von WorkingWell werden die Arbeiter*innen etwa einmal pro Monat angewiesen, während der Arbeitszeit zu kurzen Fitnessübungen anzutreten. Die Übungen finden nicht in einem Fitnessstudio statt und werden auch nicht von eine*r Personaltrainer*in angeleitet. Stattdessen werden in den Hallen Bildschirme aufgestellt. Die

Übungen, für die nur wenig Zeit bleibt, sollen die Gelenke und Muskeln entlasten und den Angestellten zeigen, wie sie die schwere Ware heben können, ohne sich zu verletzen. Was ihnen nicht erklärt wird: wie sie diese Techniken effektiv unter dem gegebenen Zeitdruck anwenden können (Gault, 2021). In den Amazon-Lagerhallen werden auch nicht liebevoll Gemüse- und Obstschnitzel für die Angestellten zubereitet. Stattdessen werden alternierend zu den Bewegungsanleitungen Videos über gesunde Ernährung gezeigt. Darin lernen die Lagerarbeiter*innen, dass zu viel Zucker und Kohlenhydrate schlecht, Obst und Gemüse dagegen gesund sind.

Doch wie wir aus dem Silicon Valley wissen, bietet ein guter Arbeitgeber, der von seinen Beschäftigten maximalen Einsatz verlangt, auch Entspannungstechniken an. Statt aber mit Yoga-Übungen und Meditations-Retreats aufzuwarten, hat Amazon kleine Kabinen aufgestellt, sogenannte *mindful practice rooms,* die – Achtung, Wortspiel! – *amazen* heißen. Die Entspannungskästen sind so groß wie eine Telefonzelle. Ausgestattet sind sie mit einem schmalen Tisch, einem PC-Monitor mit Tastatur und Computermaus und einem einfachen Bürostuhl. Eine winzige Topfpflanze ist an die Innenwand geklebt. Offensichtlich eine Reminiszenz an die hängenden Gärten der Spheres in Seattle. Damit die Geräusche aus der Lagerhalle bei der meditativen Einkehr nicht stören, ist die Kabine mit grauem Filz ausgekleidet. An der Decke lädt ein aufgemalter Wolkenhimmel zum Träumen ein. Im hauseigenen Werbevideo für die *amazen*-Kabinen sitzt eine Arbeiterin an einem Tisch und bedient den PC. Die Erfinderin der Kabine, Leila Brown, erklärt aus dem Off, dass es sich dabei um einen interaktiven Kiosk handelt, in dem die ruhebedürftigen Angestellten mithilfe einer Auswahl von kurzen Clips mit Informationen zu den Themen mentale Gesundheit und Achtsamkeitspraktiken die Möglichkeit erhalten, die »inneren Batterien wiederaufzuladen«. Untermalt wird diese Ankündigung im hauseigenen Informationsvideo mit Bildern von Robotern in Wartestellung (ebd.).

Die Amazon-Angestellten zeigen sich wenig beeindruckt von der firmeneigenen Wellness-Offensive. In Internetforen werden die Maßnahmen rundweg abgelehnt. Aussagen in den Videos wie »Make sure you eat your fruits and vegetables so you'll be a superhero« werden als infantilisierend empfunden. Die Fitnessübungen und Haltungsempfehlungen werden von den Amazon-Angestellten als durchschaubarer Versuch der Firma gesehen, sich vor Schadensersatzklagen zu schützen (Gurley, 2022). Trotz der Einführung von Maßnahmen wie WorkingWell liegt die Unfallquote in den Amazon-Lagerhäusern in den USA immer noch deutlich über denen der Konkurrenz (Fanger, 2024).

Die *amazen*-Kabinen wurden mittlerweile abgeschafft. Videos, in denen Arbeiter*innen angehalten werden, zehn Sekunden innezuhalten und »an etwas Schönes zu denken«, gibt es aber immer noch (Zilber, 2024). Etwas Schönes wäre für viele Lagerarbeiter*innen, in Ruhe einen anderen stillen Ort aufsuchen zu dürfen, ganz ohne Topfpflanzen, aufgemalten Wolkenhimmel und Entspannungsvideos. In Internetforen ist immer wieder davon die Rede, dass der enge Zeittakt Amazon-Fahrer*innen dazu zwingt, in Flaschen zu urinieren. Als der Konzern das als Mythos zurückweisen wollte, musste er schnell zurückrudern. Denn schon hatten innerhalb kürzester Zeit zahllose Accounts von Amazon-Mitarbeiter*innen das Gerücht bestätigt. Auch in Deutschland berichten Fahrer*innen, die im Auftrag von Amazon arbeiten, dass ihnen oft keine Zeit für Pinkelpausen bliebe. Zu hoch sei die Gefahr von Abmahnungen, wenn der Zeitplan nicht eingehalten würde (Beutelsbacher, 2021).

Doch auch in den Lagerhallen selbst haben die Mitarbeitenden nicht immer genug Zeit für den Toilettengang. Der britische Investigativ-Journalist James Bloodworth hat sich in die Arbeitswelt des Niedriglohnsektors begeben und berichtet in seinem Buch *Hired: Six Months Undercover in Low-Wage Britain*, dass auch in den britischen Lagerhäusern des Konzerns das Urinieren in Flaschen zu seiner Zeit gang und gäbe gewesen wäre (Bloodworth, 2019).

Der wahre Wellness-Guru der Fließbandarbeiter*innen ist Franz Steinkühler. Denn der hat nicht nur für die IG Metall die stufenweise Einführung der 35-Stunden-Woche verhandelt, sondern auch die sogenannte Steinkühlerpause. 1973 setzte er als junger Verhandlungsführer in Baden-Württemberg nach wochenlangem Streik der Metallarbeiter*innen drei Minuten pro Stunde bezahlte Pause für den Toilettengang und weitere fünf Minuten Erholung von den Strapazen der Fließbandarbeit durch (Capital, 2017).

Live and let die

Die im Silicon Valley vorgelebte Innovationsfreude beschränkt sich nicht nur auf die Weiterentwicklung von Informationstechnologien. Fortschrittsoptimismus prägt auch die Auseinandersetzung von Silicon Valley-Unternehmer*innen mit dem Thema Langlebigkeit. Das Projekt der individuellen Lebensverlängerung fasziniert diese auch deshalb so sehr, weil es eines der ganz wenigen Statussymbole ist, die sich mit Geld (allein) noch nicht erlangen lassen. Attraktiv wird der Trend zur Langlebigkeit nicht zuletzt dadurch, dass in einer zunehmend individualisierten Gesellschaft das Hinterlassen eines ideellen oder auch eines materiellen Erbes für viele kein zufriedenstellendes Erfolgskriterium mehr für ein gelungenes Leben ist. Stattdessen wird die Vermeidung des Todes selbst zum zentralen Lebensinhalt. Der Sinn des Lebens besteht dann schlicht darin, so lange wie möglich zu leben und dabei möglichst lange fit zu bleiben.

In den USA messen sich die Pioniere der Langlebigkeit in einer Verjüngungsolympiade, bei der durch epigenetische Tests die aktuelle Positionierung festgelegt wird.[1] Auf Platz eins der Verjüngungsolympiade stand im Frühjahr 2024 die 55-jährige Julie Gibson Clark. In der Zeitschrift *Fortune* wird ihr Tagesablauf so beschrieben: Ihr Tag beginnt zwischen 4:45 und 5:00 Uhr. Nachdem sie ihren 17-jährigen Sohn zur Schule geschickt hat, geht sie ins Fitnessstudio, um Kraft- und Ausdauertraining zu machen. Außerdem fastet sie täglich 16 Stunden lang über Nacht und nimmt ihre erste Mahlzeit oft erst zwischen 10:00 und 11:00 Uhr zu sich. Clark geht mindestens dreimal pro Woche für 20 Minuten in die Sauna, bevor sie kalt duscht. Während der Arbeit isst Clark täglich fast ein halbes Kilogramm Gemüse, eine Mischung aus rohem Sellerie, Radieschen, Paprika, Karotten und Brokkoli, zusammen mit einem Salat oder einer Suppe. Am frühen Nachmittag meditiert sie etwa 20 Minuten lang (Mikhail, 2023).

1 Siehe dazu https://rejuvenationolympics.com/

Als Gründer der Longevity-Bewegung gilt der 46-jährige Bryan Johnson. Johnson hat viel Geld in der Tech-Branche verdient. 2013 hat ihn der Verkauf des von ihm mitentwickelten digitalen Zahlungsanbieters Venmo an PayPal reich gemacht. Das eingenommene Geld hat er in den Folgejahren in die Erforschung von Strategien zur Lebensverlängerung investiert. Auch Johnson belegt einen der ersten Plätze in der Verjüngungsolympiade, war dort aber zumindest im Frühjahr 2024 hinter Clark platziert. Anders als Clark, deren Ausgaben für die Lebenszeitverlängerung sich auf rund 100 US-Dollar pro Monat für die Mitgliedschaft in einem Fitnessstudio und ein Abo für Nahrungsergänzungsmittel beschränken, investiert Bryan Johnson mindestens zwei Millionen US-Dollar jährlich in sein Projekt. Seinen Tagesablauf beschreibt er in einem Interview für die *Neue Zürcher Zeitung* so:

> »Ich wache um 4 Uhr 30 auf. Dann arbeite ich eine Stunde und nehme dann 60 Pillen zu mir, weitere 40 später über den Tag verteilt. Mein Frühstück ist ein Mix aus Brokkoli, Blumenkohl, Pilzen und Knoblauch, am Vormittag nehme ich einen Pudding aus Nüssen und Beeren zu mir. Im Anschluss mache ich eine Stunde Sport, dann Rotlichttherapie. Meine letzte Mahlzeit, ein Mix aus Gemüse, Nüssen, Beeren und Samen, nehme ich um 11 Uhr zu mir. Normalerweise arbeite ich dann weiter. Am Nachmittag mache ich einige Stunden Sport und habe Arzttermine. Dort schauen wir meine Werte an und diskutieren über neue Therapien. Das machen wir jeden Tag. Ich arbeite erneut einige Stunden. Am Abend habe ich eine fixe Routine, unterziehe mich weiteren Therapien und gehe dann jeden Tag um 20 Uhr 30 ins Bett« (Johnson, zit. n. Gollmer, 2024).

Offensichtlich muss, wer lange leben will, früh aufstehen und viel Rohkost verdauen. Zeit für Anderes als die Optimierung der eigenen Gesundheit bleibt da kaum. Damit das alles funktioniert, sollte die Arbeitstätigkeit der Gesundheit besser nicht schaden. Welcher Arbeit Clark nachgeht, ist nicht bekannt. Johnsons Arbeit ist die Leitung der Firma Blueprint. Die bietet auf ihrer Website ein Abo für ein Nahrungsmittelpaket an, dass den Körper jung halten soll. Für rund 400 Euro pro Monat gibt es eine Flasche Olivenöl, eine Puddingmischung aus Kakaopulver und pflanzlichen Proteinen, eine Zubereitung aus getrockneten Nüssen und Blaubeeren, ein Trinkpulver aus Blutorangenextrakt und verschiedenen Nahrungsergänzungsmitteln, außerdem täglich acht Pillen mit weiteren Nahrungsergänzungsmitteln.[2] Insgesamt erhalten Abonnent*innen also für fast 5.000 Euro im Jahr gerade einmal so viele Pillen mit Nahrungsergänzungsmitteln wie Bryan Johnson selbst in einem Monat zu sich nimmt.

Trotzdem sieht sich Johnson nicht als Geschäftsmann, sondern als Philanthrop. »Was ich tue, ist, Blueprint allen kostenfrei zur Verfügung zu stellen. Eine Person hat einmal zu mir gesagt, das sei das ambitionierteste philanthropische Programm der Menschheit«, sagt er gegenüber der Tageszeitung *Die Welt*. Und meint damit wohl, dass er seine persönlichen Messdaten ins Internet stellt. Doch Johnson begreift sich nicht nur selbst als Wohltäter, der seine wissenschaftlichen Erkenntnisse seinen Mitmenschen selbstlos zur Verfügung stellt. Er hat auch ein geradezu messianisches Sendungsbewusstsein: Auf die Frage eines Journalisten, ob er sich als eine Art Über-

2 Siehe dazu https://blueprint.bryanjohnson.com/

mensch sehe, der an die Stelle Gottes getreten sei und dessen Schöpfungsplan neu schreibe, antwortet Johnson:

> »Das ist überspitzt formuliert, trifft aber den Kern der Sache. Wir glauben, der Tod sei für jeden von uns unausweichlich, weil alle Menschen vor uns gestorben sind. Klimakrise, Flüchtlinge, Kriege – bei jedem dieser Probleme können Sie resignieren und sagen: ›Na ja, was soll's, früher oder später sterben wir ja eh alle. Nach uns die Sintflut.‹ Die Religionen dienen der gleichen Funktion. Indem sie uns das ewige Leben im Paradies in Aussicht stellen, machen sie uns zu passiven Zuschauern. Wir handeln nicht, sondern warten darauf, dass eine höhere Macht uns erlöst. Die Revolution, zu der ich jeden Menschen aufrufe, lässt sich in zwei Worten ausdrücken: ›Stirb nicht!‹ Es ist mehr als nur ein Scherz, wenn ich sage, dass Jesus Christus mein Hauptkonkurrent ist. Schließlich war er es, der uns den Tod als unsere letzte Bestimmung eingeredet hat. Ich dagegen sage: Der Tod ist ein technisches Problem, das sich lösen lässt« (Johnson, zit. n. Taube & Michaelsen, 2024).

Keine Lösung hat Johnson allerdings für diejenigen, deren Lebenserwartung nicht wegen ihrer Ernährungsvorlieben oder ihrer Freizeitgestaltung, sondern aufgrund ihrer Lebensumstände verkürzt ist. Als er gefragt wird, was mit Menschen ist, die Gesundheitsrisiken eingehen müssen, um sich und ihre Familie zu ernähren, erklärt Johnson, keiner habe die Fähigkeit, das Problem der Ungleichheit für alle acht Milliarden Menschen zu lösen. Es sei daher einfach keine relevante Frage für ihn. Johnson ist ohnehin davon überzeugt, dass wir alle bereits unser Bestes dafür tun, »über verschiedene Gemeinschaften und Nationen hinweg allen Menschen zu helfen«. Und er tue dies eben dadurch, dass er der Menschheit helfe, ihr Leben zu verlängern (ebd.).

Bereits heute setzt die Anti-Aging-Industrie in den USA geschätzte 26 Milliarden US-Dollar jährlich um. Für die nächsten zehn Jahre wird mindestens eine Verdoppelung prognostiziert. Weltweit entstehen zurzeit Longevity-Zentren: in New York, London, Los Angeles, Miami, Costa Rica, Ibiza, am Genfer See, in Zürich, in München, am Tegernsee, auf Sylt und neuerdings auch in Berlin-Marzahn. Sieht man sich die Webseiten dieser Zentren an, fällt auf, dass es sich bei vielen um etablierte Anbieter von medizinnahen Dienstleistungen wie Schönheitsoperationen oder Kinderwunsch-Therapien handelt, die sich eine zusätzliche Einnahmequelle erschließen wollen. Longevity-Zentren, die sich in beliebten Reisezielen angesiedelt haben, gleichen hingegen oft exklusiven Wellness-Hotels mit angeschlossener MRT-Röhre.

Die Kund*innen dieser Einrichtungen lassen zahllose Untersuchungen über sich ergehen. Ihr Blut und ihr Urin werden wieder und wieder getestet. Hinzu kommen MRT- und Ultraschalluntersuchungen, Darmspiegelungen sowie spezielle Untersuchungen für weitere Köperorgane und das Nervensystem. Anschließend werden ihnen von gepflegten Menschen in blitzsauberen weißen Kitteln und mit klangvollen akademischen Titeln aufwendige Grafiken zu ihren Biomarkern präsentiert sowie Bewegungstherapien, Lichttherapien, Kältetherapien, Ernährungspläne und zahllose Nahrungsergänzungsmittel angeboten. Ob sich die Longevity-Klientel nach den vielen Analysen aber wirklich besser fühlt, darf bezweifelt werden. Menschen, die sich einer anlasslosen

MRT-Untersuchung unterziehen und dafür bis zu 90 Minuten in einer engen und lauten Röhre verbringen, werden anschließend mit einer Vielzahl von unspezifischen Befunden konfrontiert, die »abgeklärt« werden müssen und sich in den meisten Fällen als unbedenklich herausstellen (Gernert, 2024). Die psychische Belastung solcher Tests überwiegt häufig den gesundheitlichen Nutzen. Ein Befund, der ebenso für viele etablierte Vorsorgeuntersuchungen gilt (Deutsches Ärzteblatt, 2019).

Dass Menschen, die sich in solchen Zentren behandeln lassen, meist länger leben als der Bevölkerungsdurchschnitt, verdanken sie dann auch weniger den dort praktizierten Behandlungsmethoden als der Tatsache, dass ihnen alle verfügbaren irdischen Güter, alle denkbaren Ressourcen und Annehmlichkeiten jederzeit zur Verfügung stehen. An der grundsätzlichen Endlichkeit dieses privilegierten Lebens auf Erden aber kann auch eine noch so aufwendig inszenierte Medizin-Performance bislang nichts ändern. Dass die Longevity-Industrie ihre vollmundigen Versprechen bislang nicht halten kann, zeigt sich auch daran, dass ihr bekanntester Protagonist Bryan Johnson gegenüber den Low-Budget-Methoden seiner Konkurrent*innen nicht wirklich im Vorteil ist. Doch die Altersforschung könnte in naher Zukunft tatsächlich vor einem Durchbruch stehen. Zumindest wenn man ihren eigenen Verlautbarungen traut.

In den 2010er Jahren hat sich in der Genforschung das Paradigma von der epigenetischen Theorie des Alters etabliert. Die Epigenetik als Teilgebiet der Genetik befasst sich mit der Frage, welche Sequenzen der DNA unter welchen Umwelteinflüssen aktiviert werden. Man kann sich das wie bei einem

Klavier vorstellen. Die DNA-Sequenz entspricht den Klaviertasten, aber erst die epigenetischen Auslöser bringen sie zum Schwingen. Immer wenn eine DNA-Sequenz aktiviert wurde, werden Marker hinterlassen, die sich auswerten lassen. Mithilfe präziser Kenntnisse der Rolle dieser Marker lässt sich das biologische Alter des menschlichen Körpers insgesamt, aber auch das einzelner Organe mit hoher Präzision bestimmen (Bahnsen, 2023). Es sind genau diese Analysen, mit denen die Teilnehmer*innen der US-Verjüngungsolympiade ihr biologisches Alter bestimmen und ihre Positionierungen festlegen.

Der Entwickler der Methode zur Vermessung des Köperalters, Steve Horvath, hat mit seiner »epigenetischen Uhr« die Basis gelegt für die Identifikation von Faktoren, die den Alterungsprozess wahlweise beschleunigen oder verlangsamen können (Horvath, 2013). Die also entweder die »richtigen« oder die »falschen« Töne auf der DNA-Klaviatur zum Schwingen bringen. Die wichtigsten Auslöser für die Beschleunigung von Alterungsprozessen sind alte Bekannte. Dass Rauchen, übermäßiger Alkoholkonsum, Bewegungsarmut, eine unausgewogene Ernährungsweise, Schlafmangel und intensive UV-Bestrahlung den Körper schneller altern lassen, war schon vor der Entwicklung der »epigenetischen Uhr« bekannt. Und für die in den Longevity-Zentren angepriesenen Maßnahmen wie z. B. Intervallfasten, die Einnahme diverser Nahrungsergänzungsmittel oder Licht- und Kältetherapien gibt es in den allermeisten Fällen keinerlei wissenschaftlichen Beleg dafür, dass sie einen nachhaltigen Einfluss auf den Alterungsprozess haben. Gentherapien hingegen, die auf den Prämissen der epigenetischen Alterstheorie beruhen, haben tatsächlich das Potenzial, den Alterungsprozess nicht nur zu verlangsamen, sondern den menschlichen Körper effektiv zu verjüngen. Tierversuche liefern erste Indizien, dass diese Verfahren erfolgreich sein könnten. Aber auch menschliche Zellen lassen sich schon heute mittels Gentherapie effektiv verjüngen – wenn auch bisher nur in der Petrischale (Bahnsen, 2023).

Ob sich zukünftig Gentherapien entwickeln lassen, die nicht nur Krankheiten verhindern, sondern alle menschlichen Zellen wieder und wieder verjüngen können, ist derzeit noch reine Spekulation. Doch selbst wenn es eines Tages soweit sein sollte, blieben diese Therapien für das Gros der Bevölkerung auch in den wohlhabenden Ländern wohl noch lange Zeit unbezahlbar. Statt zu einer drastischen Verlängerung der durchschnittlichen Lebenserwartung aller Menschen würde eine solche Entwicklung erst einmal dazu führen, dass die Lebenserwartung zwischen Arm und Reich zukünftig wieder weiter auseinanderklafft.

Wen ein solches Szenario wenig stören dürfte, ist der Tech-Entrepreneur und politische Aktivist Peter Thiel. Thiel und Johnson haben Vieles gemeinsam. Beide haben ihr Geld in der Tech-Branche gemacht. Und genau wie Johnson hat auch Thiel kein Verständnis für den Impuls, Ressourcen von den Privilegierten auf die Bedürftigen zu verteilen. Auch Thiel ist der Meinung, dass sich darum schon genug Leute kümmern. Wie Johnson möchte auch Thiel lieber mehr Geld in das Projekt Unsterblichkeit stecken. Denn genau wie Johnson weigert sich auch Thiel, den Tod als Naturereignis zu akzeptieren. Beide setzen für die Körperverjüngung auf junges Blut. Johnson vertraut dabei auf den roten Lebenssaft seines Sohns (Taube & Michaelsen, 2024). Thiel hingegen bedient sich an den Blutkonserven anonymer jugendlicher Spender*innen (Drösser, 2016). Johnson und Thiel haben beide ihre Ernährungsweise umgestellt, um gesünder und vor allem länger zu leben. Anders als Johnson, der vegan lebt, setzt Thiel dabei aber auf eine Steinzeit-Diät mit hohem Fleischanteil. Und er investiert sein Geld in Sachen Unsterblichkeit in andere Methoden als Johnson.

So ließ sich Thiel als Kunde bei Alcor registrieren. Alcor ist ein Unternehmen, das an einem Verfahren arbeitet, mit dem sich frisch Verstorbene so einfrieren lassen sollen, dass ihre Organe erhalten bleiben. Alles in der Hoffnung, dass der technische Fortschritt es eines Tages erlaubt, dass sie wiederbelebt und dann auch gleich verjüngt werden. Sollte sich diese Technik eines Tages etablieren, hofft die zahlungskräftige Kundschaft darauf, dass sie nicht nur ihren Körper in Zukunft wieder benutzen kann, sondern auch ihr Vermögen. Vermögensberater*innen arbeiten bereits an Finanzmodellen, mit denen die Reichtümer der Eisleichen dem Zugriff des Fiskus und der Erb*innen entzogen werden sollen. Dabei soll das Geld natürlich nicht eingefroren werden, sondern fleißig weiterarbeiten, bis die aufgetauten Besitzer*innen es wieder in Empfang nehmen können (Thomhave, 2024).

Offen bleibt, ob sich Johnson, Thiel und all die anderen Anhänger*innen der Idee von der Unsterblichkeit Gedanken darüber gemacht haben, was auf der Welt passieren würde, wenn plötzlich alle Menschen sehr viel länger als bisher oder sogar ewig leben könnten. Es ist davon auszugehen, dass Johnson und Thiel klar ist, dass die Privilegien der Langlebigkeit auf wenige Menschen beschränkt bleiben werden. Doch selbst wenn Johnson und Thiel in Sachen Langlebigkeit nur an sich denken, müssten sie sich dann nicht trotzdem fragen, wie sie den Planeten für die nächsten Jahrhunderte lebenswert erhalten wollen?

Peter Thiel hat sich darüber offensichtlich schon länger Gedanken gemacht. Er möchte sich zurückziehen, von den Menschen, den Katastrophen und den Staaten mit ihren Regeln und Steuern. Zunächst wollte Thiel autonome Mikrostaaten auf schwimmenden Plattformen in internationalen Gewässern schaffen. Anders als Elon Musk, der von einer Besiedlung des Mars träumt, glaubte Thiel, dass die künstlichen Inseln auf hoher See zumindest kurzfristig ein realistischerer Weg seien als die Kolonisierung des Weltraums, um schnellstmöglich freie Gesellschaften außerhalb des Einflusses von bestehenden Gemeinwesen errichten zu können. 2015 stellte Thiel die Finanzierung des Seasteading-Institutes, das sich mit Strategien zur Besiedlung des Meeres beschäftigt hatte, mangels Erfolg ein und wandte sich von nun an konventionelleren Varianten des Eskapismus zu (Gellman, 2023).

Wie jeder andere gewöhnliche Multimilliardär kaufte er sich ein riesiges Stück Land in einem abgelegenen und dünnbesiedelten Staat mit demokratischen Strukturen, Rechtssicherheit und hohem Wohlstandsniveau, um dort gigantische Bunkeranlagen zu errichten, in denen sich die anstehenden Menschheitskatastrophen entspannt und sicher aussitzen lassen. Im Fall Thiels fiel die Wahl auf die neuseeländische Südinsel. Statt seinen eigenen Staat zu gründen, sammelt Thiel jetzt lieber Staatsangehörigkeiten. Neben der deutschen und der US-amerikanischen hat er mittlerweile auch die neuseeländische erworben. Und auch sonst scheint er seinen Frieden mit dem Leviathan geschlossen zu haben. Sein Unternehmen Palantir, das Überwachungssoftware herstellt, arbeitet hauptsächlich mit Geheimdiensten und Polizeibehörden zusammen.

Sein politisches Engagement hat Thiel zuletzt zurückgefahren. Davor hat er vor allem Politiker unterstützt, deren Programm mehr Gesundheitsgefährdungen für die Bevölkerung vorgesehen hat, weil sie sich für die Einschränkung bzw. Abschaffung von Arbeitsschutz, Streikrecht, Sozialprogrammen, Umweltauflagen, Klimaschutzmaßnahmen und gegen die Einführung eines universalen Krankenversicherungsschutzes ausgesprochen haben. Wenn Johnsons Visionen zur Langlebigkeit eines Tages Realität und gleichzeitig Thiels Vorstellungen zu Themen wie Umverteilung und Umweltgerechtigkeit hegemonial werden, dann könnten die Unterschiede in der Lebenserwartung zwischen Arm und Reich zukünftig ähnlich ausgeprägt sein wie heute schon bei den Vermögen.

2 Iatrogenesis

Die Popularität von Yoga, Fitness, Gesundheits-Apps und Tracking Devices zeigt, dass nicht nur eine kleine Elite vom Gesundheitstrend angesprochen wird und dass viele Menschen die Vorstellung von der Eigenverantwortung für Gesundheit internalisiert haben. Dennoch bleibt für das Gros der Bevölkerung das gesellschaftlich propagierte Gesundheitsideal unerreichbar, weil es sich weder finanziell noch habituell mit ihren Arbeits- und Lebensverhältnissen in Einklang bringen lässt. Dementsprechend haben sich zwei komplementäre Gesundheitsmärkte etabliert: abhängig vom gesellschaftlichen Status und den finanziellen Möglichkeiten.

Überspitzt formuliert sind das auf der einen Seite Longevity und Wellness für die obere Mittelklasse und alle, die in der Gesellschaftspyramide noch höher stehen, und auf der anderen Seite »Opium für das Volk«: ein stetig wachsendes Angebot an Medizinprodukten für alle denkbaren Leiden für den Rest. Für das folgende Kapitel nehmen wir nun in der zweiten Klasse unserer Gesundheitsgesellschaft Platz und sehen uns an, welche Folgen die individualistische Gesundheitsideologie für die breite Masse der Bevölkerung hat.

Unter dem Stichwort Medikalisierung wurde in den 1970er Jahren von verschiedenen Autor*innen die wachsende

Bedeutung medizinischer Expertise im sozialen und juristischen Bereich kritisiert. Besonders Ivan Illichs Thesen, dargelegt in seiner 1975 veröffentlichten Streitschrift *Die Nemesis der Medizin*, lösten weltweit eine kontroverse Debatte über die Entgrenzung der Medizin und die damit einhergehenden Folgen für die Gesellschaft aus (Dönhof, 1975). Schon die ersten Sätze in *Die Nemesis der Medizin* lesen sich wie eine Anklageschrift gegen einen ganzen Berufsstand.

> »Die etablierte Medizin hat sich zu einer ersten Gefahr für die Gesundheit entwickelt. Die lähmenden Folgen, die eine von professionellen Standesorganisationen ausgeübte Kontrolle über das Gesundheitswesen hat, erreichen mittlerweile die Ausmaße einer Epidemie. Der Name dieser neuen Epidemie ist Iatrogenesis; hergeleitet von iatros, dem griechischen Wort für Arzt, und genesis, Ursprung« (Illich, 1987, S. 9).

Auch wenn es diese und ähnliche Aussagen nahelegen, wird hier nicht die These vertreten, dass »die Medizin« über ein eigenes Machtzentrum verfügt, von dem aus sie den gesellschaftlichen Diskurs generalstabsmäßig okkupieren kann. Der erhebliche ökonomische und politische Bedeutungsgewinn der Medizin in den letzten Jahrzehnten beruht vielmehr auf gesellschaftspolitischen Entwicklungen, bei denen die medizinischen Fachgesellschaften selbst nur ein Akteur unter vielen waren. Die Beobachtung, dass die Macht der Medizin nur geliehen ist, zeigt sich auch und gerade in Krisensituationen. Während der Corona-Pandemie etwa erklärten uns Virolog*innen und zu einem kleineren Teil Epidemiolog*innen täglich im Fernsehen die Situation und empfahlen Maßnahmen zur Eindämmung des Corona-Virus. Eingesetzt aber wurden sie von Politiker*innen, und sie verschwanden mit dem Ende der Pandemie ebenso schnell von der medialen Bildfläche, wie sie gekommen waren.

Im gesellschaftlichen Normalbetrieb wird der Medizin bzw. medizinischen Expert*innen vor allem deshalb bereitwillig Autorität verliehen, weil die Medikalisierung gesellschaftlicher Probleme viele Vorteile mit sich bringt. Indem der medizinische Blick soziale Probleme individualisiert, trägt er dazu bei, gesellschaftliche Konflikte zu vermeiden bzw. zu verschieben, und er garantiert zuverlässigen Kapitalzufluss durch die öffentliche Hand für privatwirtschaftliche Investitionen. Doch auch wenn wir an der Annahme festhalten, dass die Medizin kein unabhängiges gesellschaftliches Machtzentrum besitzt, haben sich viele der Diagnosen, die Ivan Illich vor einem halben Jahrhundert in *Die Nemesis der Medizin* formuliert hat, nicht nur bewahrheitet, sondern sogar noch auf dramatische Weise zugespitzt.

Die Geburt der Krankenhausfabrik

Die Ausgaben für das Gesundheitswesen in den USA haben sich von weniger als 5 Prozent der gesamten Wirtschaftsleistung des Landes im Jahr 1960 auf knapp 20 Prozent 60 Jahre später vervierfacht. Nach dem Ende der Corona-Pandemie ist der prozentuale Anteil der Gesundheitsausgaben am BIP bis 2022 auf das Niveau von vor der Pandemie zurückgegangen und liegt jetzt wieder bei rund 17 Prozent, erreicht aber in absoluten Zahlen weiterhin Rekordwerte. Wäre das US-amerikanische Gesundheitssystem eine eigene

Volkswirtschaft, wäre sie die drittgrößte weltweit, übertroffen nur von China. Inwieweit die Mobilisierung dieser gewaltigen gesellschaftlichen Ressourcen die Gesundheit der US-Amerikaner*innen aber wirklich verbessert hat, ist fraglich. Im Vergleich zu anderen frühzeitig industrialisierten Ländern, aber auch zu einigen Schwellenländern, sind die USA bei vielen Gesundheitsindikatoren zurückgefallen. Bei der Lebenserwartung stehen die USA schlechter da, als das Gros der OECD-Mitgliedsstaaten. Und auch der große Rivale China hat die USA in Sachen Lebenserwartung längst überholt (OECD, 2023).

Selbst wenn die Gesundheitsversorgung nicht der einzige Einflussfaktor für die Lebenserwartung ist, trägt das unübersichtliche und unvollständige US-Krankenversicherungssystem zu diesen schlechten Ergebnissen bei. Denn obwohl sie das größtenteils private Gesundheitssystem über Steuern massiv subventionieren, belasten nicht nur hohe Beiträge, sondern auch Eigenbeteiligungen und absurd hohe Preise für alltägliche und lebensnotwendige Arzneimittel und gesundheitliche Dienstleistungen die US-amerikanischen Patient*innen im Alltag erheblich.

Ein unübersichtliches Gewirr aus Privatversicherungen und privatwirtschaftlich organisierten Betriebsversicherungen, die je nach Einkommenshöhe staatlich subventioniert werden, sowie staatlichen Versicherungen für Ältere, Menschen mit Behinderung und niedrigem Einkommen, deren Zugangskriterien sich von Bundesstaat zu Bundesstaat unterscheiden, lassen das Versicherungssystem für viele US-Amerikaner*innen zu einem kafkaesken Albtraum werden. Jede Statusänderung im Leben, jede Entlassung, jeder Jobwechsel, jede Änderung des Einkommens, jeder Umzug in einen anderen Bundesstaat hat Einfluss auf die Frage, ob bzw. zu welchen Konditionen Menschen krankenversichert sind. Fast alle Versicherungen haben hohe obligatorische Zuzahlungen. Und selbst eine vollumfassende Krankenversicherung bedeutet noch lange keine freie Ärzt*innenwahl, oder dass man im Krankheitsfall einfach das nächstgelegene Krankenhaus aufsuchen kann. Denn das US-amerikanische Gesundheitssystem ist über sogenannte Health Maintenance Organizations (HMO) strukturiert. Dahinter verbergen sich Netzwerke aus Anbietern medizinischer Dienstleistungen und den dazugehörigen Versicherungen. Außer in eng definierten medizinischen Notfällen dürfen nur Praxen und Krankenhäuser aufgesucht werden, die Teil des Netzwerks sind. Andernfalls drohen hohe Kosten, die die Patient*innen selbst übernehmen müssen. Mehr als ein Zehntel der Bevölkerung hat überhaupt keinen Versicherungsschutz und ist den Fantasiepreisen für Selbstzahler*innen hilflos ausgeliefert. 14 Millionen US-Amerikaner*innen sind nach eigenen Angaben mit mehr als 1.000 US-Dollar bei Gesundheitsdienstleistern verschuldet. Bei drei Millionen Menschen liegen diese Schulden bei über 10.000 US-Dollar (Rakshit et al., 2024).

Zwar verfügen die Länder Europas in ihrer Mehrzahl über ein Gesundheitssystem, in dem fast alle versichert sind und zumindest lebensnotwendige Behandlungen nicht vom Geldbeutel abhängen. Aber auch hier werden vermehrt Eigenbeteiligungen an den Behandlungskosten eingefordert und auch hier steigt der Anteil der Ausgaben am Bruttosozialprodukt, während sich gleichzeitig die Versorgungsqualität verschlechtert. Und auch in vielen europäischen Ländern, allen voran

Großbritannien und Deutschland, stagniert die Lebenserwartung trotz steigender Ausgaben.

In Deutschland wird mittlerweile jeder achte Euro für das Gesundheitssystem aufgewendet. Und trotzdem schließen immer mehr Kliniken, muss sich immer weniger Personal um die Patient*innen kümmern. Ein wesentlicher Grund, warum mehr Geld nicht zu einer besseren Versorgung führt, liegt in den Versorgungsstrukturen begründet. Niedergelassene Fachärzt*innen auf der einen Seite, Krankenhäuser auf der anderen Seite, die beide Gerätemedizin vorrätig halten, weil sich deren Einsatz besonders gut abrechnen lässt und sich die Anschaffung der Geräte entsprechend schnell amortisiert. Dieser ökonomische Anreiz führt vor allem in Großstädten zu Doppelversorgungsstrukturen. Und er hängt auch damit zusammen, dass sich mittlerweile 40 Prozent der Krankenhäuser in privatwirtschaftlicher Trägerschaft befinden und Gewinne erwirtschaften müssen (Statistisches Bundesamt, 2023).

Aber es gibt noch ein grundlegenderes Problem, das für die Kostensteigerungen auf der einen und den Personalmangel auf der anderen Seite verantwortlich ist. Und dieses Problem liegt an einem Abrechnungssystem, den sogenannten Fallpauschalen, das der Metapher von der Krankenhausfabrik eine ganz konkrete Bedeutung gibt. Die Idee hinter den Disease Related Groups (DRG), die die Grundlage für die Fallpauschalen bilden, stammt von Robert Fetter, Professor für Industriebetriebswirtschaft an der Universität Yale. Fetter stellte die Einzigartigkeit der ärztlichen Arbeit infrage und entwickelte ein System zur besseren Vergleichbarkeit und Klassifizierung der Diagnose und Behandlung von Krankheiten. Dabei fasste er Diagnosen nach der International Classification of Diseases der Weltgesundheitsorganisation (WHO) zusammen und dampfte sie auf wenige 100 vergleichbare Erkrankungen einschließlich der dazugehörigen Behandlungsmethoden ein.

> »Damit hat Fetter das Krankenhaus aus ingenieurwissenschaftlicher Perspektive als DRG produzierende Fabrik neu konzipiert. Die Behandlung eines Patienten in einer solchen Krankenhausfabrik wird nicht mehr als einzigartige Arzt-Patient-Interaktion, sondern als standardisiertes Produkt gesehen« (Vera, 2009, S. e12).

Fetter hatte damit ein Modell zur besseren betriebswirtschaftlichen Vergleichbarkeit gesundheitlicher Dienstleistungen durch das medizinische Fachpersonal entwickelt, und so zugleich auch die Grundlage für eine bessere Kontrolle der Ärzt*innenschaft durch die privaten Leistungsanbieter gelegt. Diesem ingenieurswissenschaftlichen Ansatz wurde in den 1970er Jahren die gesundheitsökonomische Konzeption von Patient*innen als Konsument*innen hinzugefügt.

> »Patienten fragen ärztliche Leistungen nach, anstatt einen Bedarf danach zu haben. Während der Bedarfsgedanke die Existenz eines vom Patienten benötigten Gesundheitsstandards impliziert, spiegelt sich im Konzept der Nachfrage stattdessen der inversive Zusammenhang zwischen Preis und Konsum wider, der auch für Gesundheitsleistungen gilt« (ebd., S. e13).

Die Vorstellung, dass medizinische Behandlungen konsumiert werden wie jede andere Ware, hat zur Folge, dass eine universale Krankenversicherung als Anreiz für einen verschwenderischen Umgang mit Gesundheitsleistungen angesehen wird. Um dem entgegenzuwirken, wurden Versicherungsvarianten entwickelt, die Zuzahlungen bei Inanspruchnahme und Beitragsrückerstattungen bei Nicht-Inanspruchnahme von Gesundheitsdienstleistungen vorsahen.

Aber auch den Anbietern medizinischer Dienstleistungen, allen voran den Ärzt*innen, wird unterstellt, ihre Behandlungen weniger am Hippokratischen Eid als an den potenziellen Verdienstmöglichkeiten auszurichten. Diese gesundheitsökonomischen Überlegungen standen Pate für die Einrichtung der HMOs, die nicht nur die medizinischen Leistungen erbringen, sondern auch die Versicherungsfunktion übernehmen. Ziel der Maßnahmen war, Ärzt*innen

> »mit den finanziellen Auswirkungen ihrer Behandlungsentscheidungen zu konfrontieren und ihnen dadurch einen Anreiz zum effizienteren Umgang mit Ressourcen zu geben. Dabei sollte der Wettbewerb im Gesundheitswesen forciert werden, indem die Ärzteschaft in Organisationen eingebunden wird, die entweder auf der Basis von Kopfpauschalen oder von prospektiv festgelegten Fallpauschalen vergütet werden« (ebd.).

Die gesundheitsökonomischen Maßnahmen in den USA, insbesondere die Einführung der HMOs, haben nicht dazu beigetragen, die Kosten zu senken. Im Gegenteil, die Versicherungen haben sich einen größeren Anteil an den Einnahmen gesichert und die Patient*innen müssen bei jedem Kontakt mit dem Gesundheitssystem sicherstellen, dass der Dienstleister Teil ihres Netzwerks ist. Darüber hinaus werden sie von obligatorischen Eigenbeteiligungen geplagt, die die Wahrscheinlichkeit, dass sie medizinisch notwendige Untersuchungen und Behandlungen trotz Versicherungsschutz nicht wahrnehmen können, erhöht (Kielb et al., 2017).

Zurück zu den Fallpauschalen: 1983 werden DRGs in den USA erstmals bundesweit für die staatliche Krankenversicherung Medicare für Menschen im hohen Lebensalter zur Abrechnung von Gesundheitsleistungen eingeführt. Danach etabliert sich das Modell in unterschiedlichen Varianten für verschiedene Träger in den USA und darüber hinaus. Die DRGs läuten das Ende der sogenannten Selbstkostendeckung ein. Mit Selbstkostendeckung ist ein Modell der Krankenhausfinanzierung gemeint, in dem die realen Kosten eines sparsam wirtschaftenden und leistungsfähigen Krankenhauses vollständig erstattet werden. Gewinne können in diesem Modell nicht erzielt werden. Aber es besteht auch keine ökonomische Motivation für die Krankenhäuser, ihre Effizienz zu steigern oder sich zu spezialisieren. Das sollte sich mit der Einführung der Fallpauschalen ändern.

2004 übernimmt Deutschland die australische Variante des DRG-Modells als Grundlage zur Festlegung von Fallpauschalen. Doch während im australischen Gesundheitssystem die Fallpauschalen lediglich als Orientierung zur Haushaltsplanung für Krankenhäuser gedacht waren, um Kosten in Abhängigkeit der üblicherweise erbrachten Leistungen besser prognostizieren zu können, sind sie im deutschen System zur zentralen Währung für die Krankenhausfinanzierung geworden (Bündnis Krankenhaus statt Fabrik, 2020, S. 23). Statt aber die Kosten zu reduzieren, sind diese nach der Einführung der Fallpauschalen in die Höhe geschossen. Tatsächlich waren die Fallpauschalen die entscheidende Voraussetzung für die erfolgreiche Privatisierung der Kliniken, weil erst mit ihrer Einführung Gewinne in Krankenhäusern überhaupt realisierbar wurden.

Die Einführung der DRGs hat zur Folge, dass ein Set aus standardisierten Diagnosen und den dazugehörigen Behandlungsmethoden pauschal vergütet werden, unabhängig davon, wie die Behandlung im Einzelfall verläuft und wie lange die jeweilige Person tatsächlich im Krankenhaus bleiben muss. Das soll unter anderem verhindern, dass Patient*innen länger als unbedingt notwendig Krankenhausbetten belegen. Denn anders als im System der Selbstkostendeckung werden diese jetzt nicht mehr automatisch refinanziert. Wenn ein Krankenhausbetreiber also besonders viel spart und sich spezialisiert, kann er, zumindest in der Theorie, mit der neuen Vergütung einen Gewinn erzielen und den Patient*innen einen besseren Service bieten.

Das mit den Gewinnen hat geklappt. Allein die vier größten Betreiber von Privatkliniken in Deutschland konnten 2022 einen Gewinn von mehr als einer Milliarde Euro realisieren. Genug Geld, um damit rund 20.000 Pflegekräfte zu finanzieren. Da das Geld aber nicht in zusätzliches Personal, sondern in die Taschen der Anleger*innen geflossen ist, bleibt der zweite Teil des Versprechens, der bessere Service für die Patient*innen, auf der Strecke.

Die Fallpauschalen haben aber noch weitere Risiken und Nebenwirkungen. Sie führen dazu, dass bestimmte Behandlungen hochprofitabel, andere hingegen defizitär sind. Profitabel ist kurz gesagt alles, was sich gut planen lässt, den Einsatz von Gerätemedizin verlangt und damit der Industrieanalogie von der Krankenhausfabrik entspricht. Unprofitabel sind dagegen Behandlungen, die nicht planbar sind und mit einem hohen Pflegebedarf einhergehen. Spontangeburten sind ein Verlustgeschäft. Ressourcen müssen vorgehalten werden, die Vergütung ist gering. Der Wunschkaiserschnitt hingegen ist für die Krankenhausfabrik ein lukrativer Auftrag. Der Termin kann so eingeplant werden, dass Human- und Anlagekapital optimal zum Einsatz kommen. In diesem Fall garantiert die Vergütung nach Fallpauschale einen stabilen Gewinn.

Die Behandlung des Diabetischen Fußsyndroms ist ein Beispiel dafür, welche negativen gesundheitlichen Folgen die finanziellen Anreize des Fallpauschalensystems für die betroffenen Patient*innen haben können. Pro Jahr erkranken in Deutschland etwa 250.000 Menschen am Diabetischen Fußsyndrom. Zugleich werden jährlich etwa 50.000 Füße als Folge einer Diabeteserkrankung amputiert, bei der Hälfte davon handelt es sich um sogenannte Majoramputationen oberhalb des Sprunggelenks (Deutsches Ärzteblatt, 2016). Die Rückfallrate nach erfolgter Amputation beträgt nach einem Jahr 34 Prozent, nach fünf Jahren sogar 70 Prozent. Noch problematischer ist das Sterberisiko nach einer Majoramputation oberhalb des Sprunggelenks. Laut dem Gesundheitsbericht Diabetes 2023 sind 57 Prozent der Operierten nach fünf Jahren verstorben (Deutsches Ärzteblatt, 2022).

Aus medizinischer Sicht sollten Amputationen unbedingt vermieden werden. Der im internationalen Vergleich hohe Anteil an Amputationen bei der Behandlung des Diabetischen Fußsyndroms in Deutschland hat also keine medizinischen Gründe, sondern hängt unmittelbar mit den finanziellen Anreizen aus dem Fallpauschalensystem zusammen. Eine

Operation ist gut dotiert und benötigt wenig Personaleinsatz. Die Alternative, also Behandlungen, die auf die Gesundung der Füße angelegt sind, sind pflegeintensiv und mit Liegezeiten von bis zu 40 Tagen verbunden. Entsprechend resümiert das *Deutsche Ärzteblatt:*

> »Bemühungen um den Erhalt einer Extremität bedürfen der beschriebenen interprofessionellen Behandlungsprozesse und oftmals auch ein deutliches Mehr [sic!] an Zeit, als im gegenwärtigen DRG-System vorgesehen. Aus rein finanziellen Aspekten ›lohnt‹ sich eine frühzeitige hohe Amputation für ein Krankenhaus mehr als aufwendige, ressourcenverbrauchende Maßnahmen zum Beinerhalt mit langer Verweildauer« (Eckhard, 2023).

Ein anderer Bereich der Krankenhausversorgung, der durch die Einführung der Fallpauschalen in Mitleidenschaft gezogen wurde, sind die Notaufnahmen. Denn die pauschale Vergütung für die Behandlung von Patient*innen in der Notaufnahme deckt nur einen Bruchteil der durchschnittlichen Kosten. Ebenfalls problematisch für die Kliniken sind Schwerverletzte, die z. B. nach einem Verkehrsunfall in die Klinik eingeliefert werden. Hier sind oft mehrere Spontanoperationen notwendig, verbunden mit langen Liegezeiten. Die hierfür bereitgestellten Pauschalen decken die durchschnittlichen Kosten für die Krankenhäuser nicht annährend. Die Folge: hohe, teils sechsstellige Verluste pro Patient*in, die die Häuser dann durch profitable Operationen wieder wettmachen müssen, wenn sie nicht bankrottgehen wollen (Bündnis Krankenhaus statt Fabrik, 2020, S. 64ff.).

Als Resultat der Einführung der Fallpauschalen in den Krankenhäusern werden Behandlungen bevorzugt, die vorab planbar sind und zeitlich getaktet werden können. In der Krankenhausfabrik müssen Geräte und Personal stets optimal ausgelastet und die Patient*innen just in time in den Operationssaal befördert werden, wenn sich das Unternehmen rechnen soll. Alles Menschliche an der Krankenhausversorgung wird zum Störfaktor und zur finanziellen Belastung. Die Ökonomisierung des Gesundheitswesens hat die »Halbgötter in Weiß« in den Krankenhäusern herabgestuft auf den Status von irdischen Fachkräften und sie damit wie einst die Handwerksmeister zu Zeiten der industriellen Revolution proletarisiert, wenn auch auf relativ hohem Niveau. Diese Entwicklung verlief aber nicht in Richtung einer Demokratisierung des Ärzt*innen-Patient*innenverhältnisses, sondern zugunsten eines ökonomischen Sachzwangs, dem sich Mediziner*innen, Pflegepersonal und Patient*innen gleichermaßen fügen müssen.

Diese Logik des ökonomischen Sachzwangs ist es auch, die für die Medikalisierung psychischer Probleme in unserer Gesellschaft verantwortlich ist. In den folgenden Abschnitten stehen besonders weitreichende Beispiele für die Medikalisierung von sozialem Leiden und sozialen Bedürfnissen im Mittelpunkt. Für sie gilt in besonderem Maße, was Hagen Kühn bereits in den 1990er Jahren als Merkmal der »individualmedizinischen Ideologie« identifiziert hatte:

> Die individualmedizinische Ideologie ist vielmehr der Ausdruck ihrer [der Medizin; Anm. d. Verf.] gesellschaftlichen Seinsweise als Warenangebot. Dieses tendiert dazu, ausgeweitet zu

> werden, was von mindestens zwei sich gegenseitig fördernden Voraussetzungen abhängt: Möglichst viele Konflikte und Bedürfnisse müssen – wenigstens teilweise – als Gesundheitsprobleme gelten, und für möglichst alle dieser Probleme können individuelle Angebote gemacht (d.h. Lösungen versprochen) werden. Das fasziniert im Kleinen den Käufer ebenso sehr wie im Großen die Politik« (Kühn, 1993, S. 149).

Die Ozempic-Epidemie

Der weltweite Anstieg des durchschnittlichen Körpergewichts wird seit Jahrzehnten als eine große, wenn nicht sogar *die* größte gesundheitliche Herausforderung der Gegenwart angesehen (The Lancet Commission, 2019). Seit Ende der 1990er Jahre bezeichnet die WHO die weltweite Gewichtszunahme sogar als »Adipositas-Epidemie«. Der Begriff Epidemie beschreibt für gewöhnlich den örtlich begrenzten Ausbruch einer Infektionskrankheit. Eine Definition, die auf den weitverbreiteten Gewichtsanstieg in der Bevölkerung nicht zutrifft. Medizinisch definiert ist Adipositas als multifaktoriell bedingte polygenetische Störung der Energieregulation, die zu chronischen Erkrankungen führen kann. Das relative Körpergewicht (Body-Mass-Index [BMI] größer gleich 30) ist dabei nur einer von mehreren für die Diagnose relevanten Faktoren. Das bedeutet, dass Menschen mit einem relativ hohen Body-Mass-Index, aber ohne weitere metabolische Risiken, als gesund, Menschen mit einem vergleichsweise niedrigen BMI, aber vielen metabolischen Risikofaktoren, als krank gelten.

Die Ursachen für Adipositas sind vielfältig. Eine entscheidende Rolle spielen die Gene, wobei nur ein geringer Anteil der Fälle nach heutigem Wissensstand monogenetisch ist, also ausschließlich aufgrund eines Defekts in einem einzelnen Gen auftritt. Hohes Körpergewicht kann, muss aber nicht mit einer vermehrten Nahrungsaufnahme einhergehen. Wenn etwa aufgrund genetischer Veranlagungen die Hunger-Sättigungs-Relation gestört ist und die Betroffenen hormonell bedingt unter Dauerhunger leiden, geht dies tatsächlich mit einer höheren Nahrungsaufnahme einher. Häufig ist ein hohes Körpergewicht aber auf einen besonders effizienten Stoffwechsel zurückzuführen, der in der Evolution einen Überlebensvorteil darstellte. In diesen Fällen nehmen dicke Menschen sogar weniger Kalorien zu sich als dünne Menschen mit ineffizientem Stoffwechsel. Ein Teil der Fälle ist auf psychologische Ursachen zurückzuführen. Psychosoziale Probleme, negativer Stress, Schlafmangel und damit einhergehende hormonelle Störungen werden als Ursachen für eine Gewichtszunahme genannt. Manche Menschen kompensieren psychische Belastungen mit Überernährung und entwickeln Essstörungen. Als Beispiel dafür gilt das Binge-Eating-Syndrom. Betroffene leiden unter Essattacken und nehmen innerhalb kurzer Zeit hohe Kalorienmengen zu sich. Auslöser des Binge-Eating-Syndroms ist aber längst nicht immer die Kompensation negativer Gefühle, sondern häufig eine körperliche Abwehrreaktion auf den gescheiterten Versuch, mit Reduktions-Diäten Gewicht zu verlieren (Schorb, 2015). In Einzelfällen können Nebenwirkungen von Medikamenten, insbesondere Psychopharmaka, eine ausgeprägte Gewichtszunahme in kurzer Zeit hervorrufen. Mittlerweise weisen zudem Studien auf die Aufnahme von Mikroplastik und anderen gesundheitsschädlichen Chemikalien über Nahrung und

Trinkwasser als Ursache für eine starke Gewichtszunahme bei Menschen mit entsprechender genetischer Veranlagung hin (Grandjean et al., 2023). Auf der Makroebene wird die Frage, wie viele Menschen von einem hohen Körpergewicht betroffen sind, durch Umweltfaktoren beeinflusst. Damit ist die Veränderung der Lebensumwelt in Bezug auf Ernährungsangebote und Bewegungsmöglichkeiten gemeint.

Obwohl also der Begriff der Epidemie medizinisch unpassend ist, wurde die Bezeichnung eines hohen Körpergewichts als Epidemie bald schon wörtlich genommen. Bereits im Jahr 2003 beschrieb die WHO die weltweite Verbreitung von Ernährungs- und Bewegungsmustern infolge von Veränderungen der Lebensumwelt als Risikoverhaltensweisen, die in rasantem Tempo immer mehr Länder befallen und weltweit Krankheitsmuster beeinflussen (WHO, 2003). Im Mittelpunkt der Analyse stehen dabei der Bewegungsrückgang in Arbeit und Freizeit bzw. bei der Bewältigung alltäglicher Wegstrecken auf der einen Seite und eine Veränderung hin zu einer westlichen, durch Fast Food und weiterverarbeitete Lebensmittel geprägten Ernährungsweise auf der anderen Seite. Für den Export dieser problematisierten Lebensweisen wurden der Siegeszug der Agrarindustrie, der Erfolg globaler Lebensmittelmultis sowie der Abbau von Handelsschranken infolge der Globalisierung als Hauptschuldige identifiziert (Schorb, 2022a).

Wie diese Beispiele zeigen, hat sich die Darstellung der »Adipositas-Epidemie« im Laufe ihrer Problemkarriere von einer Metapher (»verbreitet sich so schnell wie eine Epidemie und hat so gravierende Folgen wie eine Epidemie«) zu einer faktischen Gleichstellung (»Adipositas ist eine Epidemie«)

gewandelt. Und das nicht nur, weil ihre Folgen als ebenso fatal gelten wie die schwerer Infektionserkrankungen, sondern vor allem deshalb, weil ein hohes Körpergewicht als hochansteckend gilt – auch wenn die Übertragung statt durch Viren und Bakterien durch Verhaltensweisen und eine Veränderung der Lebensumwelt verursacht wird. Folgen dieser Entwicklung werden vor allem in der Zunahme von Zivilisationskrankheiten wie Diabetes Typ 2, Herzkreislauf- und einigen Krebserkrankungen gesehen.

Nachdem sich die Sprachregelung von der »Adipositas-Epidemie« und ihre wortwörtliche Auslegung erst einmal etabliert hatten, waren der Fantasie bei der Beschreibung ihrer vermeintlichen Folgen bald keine Grenzen mehr gesetzt. Richard Carmona, der oberste Gesundheitsbeauftragte unter Präsident George W. Bush, stellte den Anstieg des Körpergewichts als Gefahr für die nationale Sicherheit dar, die die Ereignisse des 11. Septembers 2001 in den Schatten stellen und die Verteidigungsfähigkeit der Nation untergraben würden (Schorb, 2022b). 2008 wurde in der angesehenen medizinischen Fachzeitschrift *Obesity* die Behauptung aufgestellt, dass im Jahr 2048 die gesamte Bevölkerung der USA übergewichtig und spätestens im Jahr 2102 adipös sein werde (Wang et al., 2008). Ein Rückgang der Lebenserwartung infolge der »Adipositas-Epidemie« wurde als ebenso unvermeidlich betrachtet wie der Zusammenbruch der Sozialsysteme (Künast, 2004).

Mit der Ausrufung der »Adipositas-Epidemie« in den 1990er Jahren wurde hohes Körpergewicht verstärkt als ein Problem mit politischem Handlungsdruck verstanden. Viele der vorgeschlagenen Maßnahmen folgten der Forderung nach mehr Eigenverantwortung, wie sie auch bei anderen sozialen Problemen als Allheilmittel angepriesen wird. Darunter fällt die Idee, dicke Menschen und andere Risikogruppen an ihren Behandlungskosten zu beteiligen bzw. ihre Beiträge für die Krankenversicherung zu erhöhen, um so das »richtige« Verhalten zu evozieren. Ebenfalls großer Beliebtheit erfreuen sich in mehr Ländern Steuern auf besonders kalorien-, zucker-, salz- und fetthaltige Nahrungsmittel. Diese sollen ebenfalls den Konsum ungesunder Produkte reduzieren, allerdings verringern sie auch das verfügbare Einkommen ebenjener Menschen, die jetzt schon einen Großteil ihrer finanziellen Mittel für Lebensmittel ausgeben (Schorb, 2021).

Wesentlich seltener werden dagegen Maßnahmen gefordert, die geeignet sind, die soziale Ungleichheit im Zugang zu einer gesundheitsförderlichen Ernährungs- und Bewegungsumwelt zu reduzieren. Dazu zählen z. B. ein kostenloses und hochwertiges Schulessen, der Zugang zu einer bewegungsfreundlichen Umwelt für alle und soziale Sicherheit, die die Ursachen für psychosozialen Stress reduzieren und mehr finanziellen Spielraum für arme Menschen garantieren, damit sie nicht länger an Grundnahrungsmitteln und anderen elementaren Bedürfnissen sparen müssen. Makrodaten der Gesundheitsökonomie legen nahe, dass solche Maßnahmen durchaus Erfolg versprechend wären. Wohlhabende Länder mit weniger ausgeprägter sozialer Ungleichheit weisen oft eine höhere Lebenserwartung und niedrigere Ausgaben für das Gesundheitswesen auf als vergleichbar wohlhabende Länder mit stärker ausgeprägter sozialer Ungleichheit (Pickett & Wilkinson, 2010).

In der politisch-medialen Debatte stellt sich das freilich anders dar. Im Zuge der sogenannten Hartz-Reformen

Anfang der 2000er Jahre in Deutschland etwa wurde die Tatsache, dass arme Menschen in reichen Ländern häufiger dick sind als Wohlhabende, als Argument dafür genommen, dass es ja an Geld offensichtlich nicht fehle, wohl aber an der notwendigen Eigenverantwortung (Schorb, 2009). Die Sozialkürzungen, die mithilfe dieser Argumente durchgeführt wurden, waren am Ende mitverantwortlich für den Anstieg armutsbedingter Gesundheitsprobleme.

Das »Adipositas-Epidemie«-Narrativ eignet sich aber nicht nur dafür, dicke Menschen im Allgemeinen und arme dicke Menschen im Besonderen für soziale Probleme verantwortlich zu machen. Es bietet darüber hinaus das Potenzial für weiteres Wirtschaftswachstum. Die US-amerikanische Soziologin Julie Guthman bezeichnet unsere gegenwärtige Konsumgesellschaft als eine »bulimische Ökonomie« (2011) und meint damit, dass Menschen einerseits permanent zum Überkonsum animiert werden, während sich andererseits aus den damit einhergehenden negativen Folgen für Mensch, Umwelt und Gesellschaft ein neues Geschäftsfeld kreieren lässt. Die Folgen des Überkonsums sollen entweder durch den Konsum alternativer Produkte oder schlicht durch weitere finanzielle Transaktionen in Form einer Art säkularisierten Ablasshandels wieder rückgängig gemacht werden. Der Workaholic wird zu Wellness animiert, um die eigene Arbeitskraft zu regenerieren. Dem Fluggast mit schlechtem Gewissen wird die CO_2-Kompensation direkt beim Ticketkauf mitangeboten. Und die Lightprodukte im Supermarkt stehen gleich neben den Kalorienbomben im XXL-Pack.

Die Medizinindustrie wiederum zeigt Menschen, die sich zu dick fühlen, eine individuelle Lösung auf: scheinbar unabhängig von ihrer genetischen Prägung, ihrer Lebensumwelt und ihrem individuellen Verhalten. Für Menschen mit hohem BMI bietet die bariatrische Chirurgie Interventionen an, bei der das Magenvolumen durch verschiedene Eingriffe verkleinert wird. Aber auch Menschen, die sich nur ein bisschen zu dick fühlen, werden von der Pharmaindustrie Hilfestellungen angeboten. Die neueste Generation dieser Medikamente, die auf dem Wirkstoff Semaglutid basieren und zur Behandlung von Diabetes Typ 2 entwickelt wurden, verbreiten sich selbst wie eine Pandemie. Der Hype um das neue Wundermittel, auch angefeuert durch Prominente wie Elon Musk, führte innerhalb kürzester Zeit dazu, dass die Produkte nicht mehr lieferbar waren und der Markt mit Fälschungen überschwemmt wurde (Eban, 2024). Diese Entwicklung schadete zuvorderst Diabetiker*innen, für die die Mittel ursprünglich entwickelt worden waren und die nun immer öfter leer ausgingen.

Semaglutid und vergleichbare Wirkstoffe wie Liraglutid und Tirzepatid imitieren körpereigene Hormone, die den Appetit zügeln. Präparate auf Semaglutid-Basis, die zuerst von der dänischen Pharmafirma Novo Nordisk entwickelt wurden, wurden 2017 erstmals in den USA und 2018 erstmals in der EU unter dem Markennamen Ozempic zugelassen. Die Einnahme erfolgt einmal wöchentlich per Spritze. Die Entwicklung einer Tablette mit dem Wirkstoff ist ebenfalls weit fortgeschritten. Dass sich mit semaglutid- und tirzepatidhaltigen Präparaten, anders als mit früheren Abnehmpillen der Pharmaindustrie, tatsächlich effektiv Gewicht verlieren lässt, hat sich schnell herumgesprochen. Die große Nachfrage nach semaglutidhaltigen Abnehmpräparaten führte dazu, dass ab 2021 in den USA und ab 2022 in der EU eine stärkere Variante von Ozempic speziell zur Gewichtsabnahme unter dem Handelsnamen Wegovy zugelassen wurde. Seit Juli 2023 ist Wegovy auch auf dem deutschen Arzneimittelmarkt verfügbar. Zuletzt ist ein weiteres Medikament auf Basis des Wirkstoffs Tirzepatid hinzugekommen. Es heißt Mounjaro, ist ähnlich wirksam wie Wegovy und wird von der US-amerikanischen Pharmafirma Eli Lilly hergestellt. Anders als für Ozempic, für das die Kosten für Typ-2-Diabetiker*innen übernommen werden, gelten Wegovy und Mounjaro in Deutschland als sogenannte Lifestyle-Medikamente und müssen von Mitgliedern der gesetzlichen Krankenkassen selbst bezahlt werden. Private Krankenkassen übernehmen die Kosten unter bestimmten Voraussetzungen.

Unterdessen werden die neuen Arzneimittel zu wahren Wundermitteln erklärt. So sollen sie nicht nur den Appetit zügeln, sondern auch die Lust auf Zigaretten, Alkohol und andere Genussmittel beherrschbar machen (Metz, 2023). Der Adipositas-Forscher Timo Müller gibt allerdings zu bedenken, dass mit der Drosselung des Belohnungssystems im Gehirn auch Lebensqualität verloren geht. »Ich kenne Patienten, die Depressionen bekommen, weil es ihnen keinen Spaß mehr macht, zu ihrem Lieblingsitaliener zu gehen«, sagte Müller der *ZEIT* (Lubbadeh, 2024).

Trotz des Hypes um die neuen Wundermittel haben die Präparate erhebliche Nachteile. Denn die Produkte sind nicht frei von Nebenwirkungen. Betroffene berichten über eine gestörte Verdauung. Diese geht mit Übelkeit, Erbrechen, Durchfall und Verstopfungen einher. Rund die Hälfte der Patient*innen sind von diesen Nebenwirkungen anfänglich betroffen. Bei vielen lassen die unangenehmen Begleiterscheinungen mit zunehmender Einnahmedauer nach. Aber ungefähr eine*r von 15 bricht die Einnahme aufgrund anhaltender Nebenwirkungen ab. Tatsächlich hängt die schnelle Gewichtsabnahme zu Beginn einer Therapie auch mit diesen unangenehmen Nebenwirkungen zusammen (Hollstein, 2021).

Ein weiterer Nachteil für Patient*innen ist für die Hersteller ein großer Vorteil. Die Präparate, gleich ob als Spritze injiziert oder zukünftig wohl bald schon in Tablettenform konsumiert, müssen lebenslang eingenommen werden, wenn der Gewichtsverlust gehalten werden soll. Ein Arzneimittel, für das es praktisch unbegrenzte Nachfrage gibt und dass lebenslang eingenommen werden muss, kommt für die Pharmaindustrie einer Lizenz zum Gelddrucken gleich. Novo Nordisk, der dänische Pharmakonzern, der hinter Ozempic und Wegovy steht, ist zum wertvollsten Unternehmen Europas avanciert. Doch nicht nur das, die Aussicht auf Umsätze im hohen zweistelligen Milliardenbereich über viele Jahre hat die dänische Wirtschaft eigenständig aus der Rezession geholt und sogar eine ungeplante Zinssenkung der Zentralbank nötig werden lassen. Denn der Kapitalzufluss zu Novo Nordisk hätte andernfalls den Kurs der dänischen Krone aus dem Gleichgewicht gebracht (Kollewe, 2023).

Die Gewinne der Einen sind die Verluste der Anderen. Der Erfolg von Wegovy und Mounjaro hat in den USA zu Kursrückgängen bei den Aktien von Lebensmittelherstellern und Fast-Food-Anbietern geführt. Auch die Aktie des Einzelhandelsgiganten Walmart geriet unter Druck (Berent, 2023). Vor allem aber zittern die Krankenversicherungen vor den Kosten, die bei massenhafter Verschreibung der neuen Präparate auf sie zukommen könnten. In einem offenen Brief an Novo Nordisk hat der Vorsitzende des Gesundheitsausschusses des US-amerikanischen Senats, Bernie Sanders, die horrenden Preise für Ozempic und Wegovy kritisiert. Eine Monatsdosis Ozempic kostet in den USA fast 1.000 US-Dollar, eine Monatsdosis Wegovy noch einmal fast 400 US-Dollar mehr. Ein Mehrfaches der Preise, die in Kanada, Großbritannien oder Deutschland fällig werden. Aber auch in diesen Ländern sind die Gewinnspannen von Novo Nordisk immer noch atemberaubend. Denn eine Monatsdosis Ozempic oder Wegovy kostet Novo Nordisk in der Herstellung weniger als fünf US-Dollar. Die horrenden Kosten für die neuen Arzneimittel drohen die Krankenversicherungen zu ruinieren. Entweder das, oder die Versicherten müssten sich auf massive Beitragserhöhungen einstellen, gleich ob sie die Mittel nehmen oder nicht. Werden die Preise nicht gesenkt, rechnen Gesundheitsökonom*innen in den USA vor, würden sich die Ausgaben für Arzneimittel der staatlichen Versicherung für ältere US-Amerikaner*innen mehr als verdoppeln, vorausgesetzt alle Versicherten, für die die Mittel zugelassen sind, lassen sie sich auch verschreiben. Faktisch bedeutet das, dass die neuen Abnehmmittel für die meisten US-Amerikaner*innen unbezahlbar bleiben werden, und das gilt auch für die Diabetes-Patient*innen, die die Präparate nicht in erster Linie zur Gewichtsabnahme, sondern zur Behandlung ihrer Krankheit benötigen (Sanders, 2024).

Auch in Deutschland fürchten sich die Krankenkassen vor dem Tag, an dem die Lobbyarbeit der Pharmariesen Früchte trägt und Wegovy und Mounjaro für alle Versicherten mit einem BMI größer gleich 30 als Kassenleistung zugelassen werden, so wie es jetzt schon der gesundheitspolitische

Sprecher der FDP, Andrew Ullmann, fordert. Zwar kosten die Medikamente im freien Verkauf hierzulande mit rund 300 Euro pro Monatsration nur etwa ein Viertel der Summe, die in den USA fällig wird. Nimmt man aber diesen Preis für die Höchstdosis und multipliziert ihn mit der Zahl der gesetzlich Versicherten mit einem BMI größer gleich 30, dann würden sich die Ausgaben der gesetzlichen Krankenversicherungen für Medikamente auch in Deutschland beinahe verdoppeln (Dunkel, 2024).

Neben der finanziellen Überlastung der Gesundheitssysteme gibt es noch eine weitere problematische gesellschaftliche Nebenwirkung der vorgeblichen Wundermittel. Denn in der medialen Berichterstattung über dicke Menschen begann sich allmählich die Einsicht durchzusetzen, dass Dicksein wenig mit individuellem Verhalten und umso mehr mit der genetischen Prägung und den sozioökonomischen Lebensverhältnissen zu tun hat; dass Dicksein nicht zwangsläufig schlecht für die Gesundheit und dicke Menschen nicht automatisch einen gesundheitsschädlichen Lebensstil pflegen – ebenso wenig wie dünne Menschen automatisch großen Wert auf gesundheitsförderlichen Konsum legen. Und schließlich vielleicht sogar am wichtigsten: die Einsicht, dass die Diskriminierung dicker Menschen ihrer Gesundheit den größten Schaden zufügt. Die Forschung zu Gewichtsdiskriminierung hat eine Vielzahl von Studien hervorgebracht, die belegen, dass Gewichtsdiskriminierung zu psychischen Krankheiten wie Depressionen und Angststörungen, einem erhöhten Cortisolspiegel, Bluthochdruck sowie zu einer insgesamt erhöhten Sterblichkeit beiträgt. Aber auch, dass sich Gewichtsdiskriminierung negativ auf Körperbild und Selbstwertgefühl der Betroffenen auswirkt, soziale Isolation und gesundheitsschädliche Verhaltensweisen wahrscheinlicher werden lässt und zudem die Bereitschaft verringert wird, medizinische Hilfe aufzusuchen (Schorb, 2017).

Mit den neuen Abnehmmedikamenten drohen diese mühsam gewonnenen Erkenntnisse wieder in den Hintergrund zu geraten. Denn jetzt ist es objektiv so, dass eine Gewichtsabnahme für alle Menschen mit hohem Körpergewicht möglich ist – jedenfalls wenn sie bereit sind, die Kosten dafür aufzubringen und die Nebenwirkungen zu tolerieren. Spätestens wenn in einigen Jahren die ersten Generika den Markt überschwemmen und die Mittel unabhängig von der Frage, ob das öffentliche Gesundheitssystem die Kosten übernimmt, für fast alle Menschen in reichen Ländern bezahlbar werden, wird der Druck auf dicke Menschen, die sich bewusst gegen die Einnahme dieser Mittel entscheiden, weiter steigen. Bis es aber soweit ist, droht Dicksein in wohlhabenden Ländern mehr noch als heute schon zum Zeichen für Armut zu werden.

Ob die neue Generation von Abnehmmedikamenten die an sie gerichteten Erwartungen langfristig erfüllen kann, wird sich erst noch zeigen müssen. Andere vermeintliche pharmakologische Wundermittel, die zur Lösung sozialer Probleme zum Einsatz gekommen sind, haben sich als fatales Beispiel für das erwiesen, was Illich als Iatrogenesis bezeichnet: gesundheitliche und gesellschaftliche Probleme, die durch medizinische Interventionen verschlimmert oder überhaupt erst ausgelöst wurden. Im folgenden Abschnitt geht es um ein besonders extremes Beispiel einer solchen Iatrogenesis: die epidemische Verbreitung von opioidhaltigen Schmerzmitteln in den USA, deren Folgen das Land bis heute fest im Griff haben.

I feel your pain

US-Präsidentschaftswahlkampf 1992: Bei einem Auftritt im Bundesstaat New York wird der Kandidat der Demokraten, Bill Clinton, von Zwischenrufen unterbrochen. »I feel your pain«, antwortete Clinton spontan einem der Störer. Clinton machte die geistesgegenwärtige Replik zu einem Leitmotiv seines Wahlkampfs: Verständnis für die Probleme der abgehängten Amerikaner*innen, Mitgefühl mit den Verlierer*innen des Strukturwandels und der Deindustrialisierung. Clinton wirkt empathisch. Er zeigt Verständnis für die wirtschaftlichen Probleme der Wähler*innen wie Arbeitslosigkeit, Armut, Verlust von Wohneigentum und Krankenversicherung und verspricht eine Wirtschaftspolitik, die nicht länger die Interessen der Reichen, sondern die der arbeitenden Bevölkerung in den Mittelpunkt stellt. Einmal im Amt, hat Präsident Clinton die Sozialhilfe gekürzt, den Freihandel gefördert, das Strafrecht verschärft und somit selbst eine Politik verantwortet, die das ökonomisch-induzierte Leiden vieler Menschen intensivieren sollte.

Schmerz ist keine objektive Kategorie. Es gibt zwar Skalen zur Abschätzung der Schmerzintensität durch Patient*innen, aber bis heute keine universal akzeptierte Methode, um Schmerzen unabhängig von der subjektiven Wahrnehmung der Betroffenen zu messen. In der Medizin gilt es längst als gesicherte Erkenntnis, dass Schmerzen nicht allein als eine Reaktion des Körpers auf äußerliche Störungen bzw. als Hinweis auf physische Verletzungen, die sich in neurologischen Reaktionen niederschlagen, interpretiert werden können. Schmerz hat nicht immer eine körperliche Ursache. Insbesondere chronische Schmerzen sind häufig nicht eindeutig lokalisierbar. Deswegen ist chronischer Schmerz, definiert als Schmerzzustand, der mindestens drei Monate anhält, heute unabhängig von der Frage nach den Ursachen in der International Classification of Diseases der WHO als eigenständige Erkrankung registriert. Die International Association for the Study of Pain (IASP) überlässt den von Schmerz Betroffenen dabei das alleinige Definitionsrecht. Schmerz sei, was immer die betroffene Person als solchen empfinde (IASP, 2020). Dass es keine unabhängig überprüfbare Definition von Schmerz gibt, stellt die Entscheider*innen der Arbeitsunfähigkeitsversicherung vor große Probleme (Case & Deaton, 2020, S. 85). Für Blutdruck, Blutzuckerwerte, den Cholesterinspiegel oder Einschränkungen der Sinnesorgane und der körperlichen Beweglichkeit gibt es anerkannte Messmethoden. Schmerz hingegen entzieht sich einer objektiven Messbarkeit und damit auch einer vermeintlich eindeutigen Klassifizierung.

Was der Sozialversicherung Sorgen bereitet, freut die Pharmaindustrie. Denn die Diagnose von Schmerzen, insbesondere von chronischen Schmerzen ungeklärter Ursache, ist seit den 1990er Jahren massiv angestiegen. Der wohl spektakulärste Fall einer Iatrogenesis, also einer durch die Medizin selbst verursachten Verschlechterung der Bevölkerungsgesundheit, ist die US-amerikanische Opioidkrise. Ihr fallen nach offiziellen Angaben jährlich mehr als 100.000 Menschen zum Opfer, von denen wiederum drei Viertel jünger als 55 Jahre alt waren (Florence et al., 2021). Die Opioidkrise gilt heute als maßgeblicher Grund dafür, dass die Lebenserwartung in den USA seit mehr als einem Jahrzehnt rückläufig und mittlerweile wieder auf das Niveau von 1996 gesunken ist (Lewis, 2022).

Seit Beginn des 19. Jahrhundert haben sich Chemiker*innen bemüht, aus dem jahrtausendealten Rausch- und Schmerzmittel Opium ein sicheres Medizinprodukt zu entwickeln, das potent und gleichzeitig weitgehend frei von Nebenwirkungen ist. Das erste und bekannteste dieser Produkte war Morphium, das bis heute in der Schmerztherapie zum Einsatz kommt. Zur Jahrhundertwende patentierte die Firma Bayer ein noch stärkeres halbsynthetisches Opioid, das sie unter dem Namen Heroin vermarktete. Heroin wurde niedrigdosiert in Pulverform und als Tinktur rezeptfrei zum Kauf angeboten. Die orale Einnahme sollte eine gleichmäßige und verzögerte Aufnahme im Körper garantieren und damit die Suchtgefahr minimieren. Heroin geriet allerdings schon früh als Rauschmittel in Verruf. Vor allem weil es in den USA zunehmend als legale Alternative zum illegalisierten Opium konsumiert wurde, bis es schließlich ebenfalls verboten wurde (Kellerhoff, 2014).

Als Alternative zu Heroin wurde schon ab 1917 von der ebenfalls deutschen Pharmafirma Merck der Wirkstoff Oxycodon hergestellt. Auch Oxycodon ist ein halbsynthetisches Opioid und immer noch etwa halb so wirksam wie Heroin und sogar noch potenter als Morphium. Oxycodon sollte ebenfalls oral eingenommen werden. Merck vermarktete die Tropfen unter dem Namen Eukodal. Die Verschreibung von Eukodal wurde nach dem Zweiten Weltkrieg stark reglementiert, bis das Medikament 1990 aufgrund des häufigen Missbrauchs in Deutschland verboten wurde. 1998 wurde der Wirkstoff wieder zugelassen und seit 2017 sind oxycodonhaltige Präparate wieder die am häufigsten verschriebenen Opiumderivate in Deutschland (Sachtleben, 2023).

Nur wenige Jahre nachdem Oxycodon im Land seiner Erfinder für illegal erklärt wurde, erlebte der Wirkstoff in den USA ein Comeback – ausgerechnet in dem Land also, das als Initiator der ersten internationalen Opiumkonferenz von 1909 den Grundstein für die globale Politik der Illegalisierung von Betäubungsmitteln legte und zum historischen Vorreiter beim Verbot von Opium, Heroin, Kokain und Cannabis wurde (Hoffmann, 2012). Ungeachtet dieser Tradition hatte sich die Einstellung gegenüber der Schmerztherapie in den USA in den späten 1990er Jahren grundlegend geändert. Nicht zuletzt aufgrund erfolgreicher Lobbyarbeit der Pharmaindustrie waren Mediziner*innen und Arzneimittelaufsichtsbehörden zu der Ansicht gelangt, dass chronische Schmerzen zu wenig behandelt würden. Die ärztliche Zurückhaltung bei der Verschreibung von starken Schmerzmitteln, insbesondere Opiumderivaten, sei übertrieben. Die Mittel seien längst nicht (mehr) so gefährlich wie behauptet und umgekehrt die Konsequenzen der Unterbehandlung chronischer Schmerzen für die Patient*innen gesundheitlich viel problematischer (Case & Deaton, 2002, S. 112). Gleichzeitig ließ der Zeitmangel vieler Ärzt*innen Opioide zum Mittel der Wahl werden. Schmerztherapien, die auf weniger starke Medikamente in Kombination mit Beratungs- und Bewegungsangeboten, Akupunktur, Yoga und Meditation setzten, aber für Ärzt*innen weniger lukrativ und für Krankenkassen und Patient*innen kostenintensiver waren, gerieten mit Einführung der neuen Schmerzmittel endgültig ins Hintertreffen (ebd., S. 117).

Als OxyContin aus dem Hause Purdue Pharma 1995 von den Behörden zugelassen wurde, sollte das neue Medikament diesmal wirklich nur die Vorteile von Opioiden bieten und Missbrauch gänzlich ausgeschlossen sein. OxyContin basiert, wie der Name bereits nahelegt, auf dem altbekannten Wirkstoff Oxycodon. Die Innovation bei der Herstellung von OxyContin bestand allein in der Darreichungsform. Die Pillen sollten durch eine spezielle Ummantelung den Wirkstoff besonders gleichmäßig im Blutkreislauf abgeben. Auf diese Weise sollte eine optimale schmerzlindernde Wirkung ohne das potenziell zu Abhängigkeiten führende »High« gewährleistet werden. Purdue Pharma gelang es, durch umfangreiche Lobbyarbeit OxyContin auf den Markt zu bringen, obwohl die Studienlage hochumstritten war (Ryan et al., 2016a). Und es wurde der Firma sogar gestattet, mit dem vermeintlich niedrigeren Suchtpotenzial zu werben. OxyContin galt als so sicher, dass es auch bei moderaten Schmerzen, z. B. nach kleineren Verletzungen oder bei Zahnschmerzen, in hohen Dosen und über lange Zeiträume zur Einnahme zugelassen wurde. Purdue Pharma bewarb OxyContin äußerst aggressiv. Im Fokus der Werbemaßnahmen standen nicht die Endverbraucher*innen, sondern Ärzt*innen. Um OxyContin bekannt zu machen, wurden Ärzt*innen nicht nur mit den üblichen Annehmlichkeiten wie Esseneinladungen oder der Einladung zu Medizinkongressen in Luxushotels an attraktiven Orten gelockt, sondern auch, wie sich später herausstellte, durch die Überweisung illegaler Provisionen an Mediziner*innen, die das Mittel besonders häufig verschrieben hatten. Handelsvertreter*innen von Purdue Pharma wurden in Motivationsseminaren speziell dafür geschult, den Absatz des neuen Blockbuster-Medikaments weiter zu steigern. Angesprochen werden sollten vor allem Ärzt*innen, die für ihre freigiebigen Verschreibungspraktiken bekannt waren, und solche, von denen man wusste, dass sie wenig Erfahrung mit der Verschreibung von Opiaten hatten (Keefe, 2022). OxyContin wurde bald schon anders als indiziert eingenommen. Die neuartige Ummantelung, die die schnelle Abgabe des Wirkstoffs verhindern sollte, ließ sich leicht umgehen. Entweder wurden die Pillen einfach zerkaut oder sie wurden zerstampft und der so freigelegte Wirkstoff geraucht, geschnupft oder gespritzt (Aquina et al., 2009).

Im ganzen Land, vor allem aber in Bundesstaaten mit besonders laxer Regulierung, entstanden sogenannte *pill mills* – Praxen, in denen Ärzt*innen oder ihre Angestellten ohne weitergehende Untersuchung Rezepte ausstellten, die sie entweder direkt vor Ort oder bei kooperierenden Apotheken meist bar bezahlen mussten. Diese Ärzt*innen und Apotheker*innen verschrieben bzw. verkauften fast ausschließlich ein einziges Arzneimittel: OxyContin in der höchsten verfügbaren Dosierung. Einige dieser *pill mills* arbeiteten mit der örtlichen Mafia zusammen, die die Tabletten im großen Stil an Strohmänner verschreiben ließ, um sie anschließend mit hohem Aufschlag auf der Straße weiterzuverkaufen. Mitarbeiter*innen von Purdue Pharma waren über Auffälligkeiten bei der Verschreibung und dem Verkauf von OxyContin informiert, blieben aber lange untätig (Ryan et al., 2016b).

2010 führte Purdue Pharma schließlich eine neue Version der OxyContin-Tabletten mit einer überarbeiteten Rezeptur ein, die das Rauchen, Schnupfen und Spritzen der Droge diesmal wirklich unmöglich machte. Hintergrund für diesen plötzlichen Sinneswandel waren aber wohl nicht nur die Sorge um den guten Ruf der Firma, sondern auch Patentfragen. Denn 15 Jahre nach Einführung war das Patent für die ursprüngliche Variante von OxyContin abgelaufen (Keefe, 2022).

Wie die *Los Angeles Times* in einer aufwendigen Recherche nachweisen konnte, führte die dauerhafte Einnahme von OxyContin aber auch ohne die Möglichkeit, den Wirkstoff in Reinform freizulegen, viele Patient*innen in die Abhängigkeit. Die schmerzstillende Wirkung nämlich ließ bei den meisten Patient*innen schneller nach, als die in der Packungsbeilage angegebenen zwölf Stunden suggerierten. Daher nahmen sie die Tabletten häufiger als vorgesehen. Diese häufigere Einnahme führte dann aber genau zu dem »High«, das ja eigentlich verhindert werden sollte. Wie interne Dokumente zeigten, war Purdue Pharma frühzeitig über die signifikant kürzere Wirkdauer bei einem Großteil der Patient*innen informiert, ignorierte diese Befunde jedoch und empfahl stattdessen die Verschreibung von Tabletten mit höherer Dosierung (Ryan et al., 2016b).

In den 2010er Jahren war Purdue Pharma längst nicht mehr der einzige Anbieter entsprechender Opiumderivate. Andere Pharmariesen wie Johnson & Johnson waren auf den Zug aufgesprungen. Durch den Patentablauf kamen günstige Generika hinzu. Im Jahr 2012 haben Gesundheitsdienstleister in den USA nicht weniger als 259 Millionen Rezepte für opioidhaltige Schmerzmittel verschrieben. Das entspricht einer Monatsration für jeden Erwachsenen in den USA (Schmitten-Sausen, 2016).

Nachdem in den 2010er Jahren in den USA die Verschreibungspraktiken für OxyContin und vergleichbare Produkte der Konkurrenz verschärft und die Rezeptur der Tabletten verändert worden war, stiegen viele Opioid-Konsument*innen auf Heroin um. Nicht nur ist Heroin wirksamer als Oxycodon, es wurde auf dem Schwarzmarkt auch billiger gehandelt. Somit erlebte *brown sugar* ein unwahrscheinliches Comeback. Denn eigentlich war der Heroinkonsum seit Jahren rückläufig. Die meisten Menschen assoziierten mit Heroin anders als in den 1970er Jahren nicht länger Rockstar-Romantik, sondern Junkie-Elend. Und das Rauschmittel schien auch aufgrund seiner sedativen Wirkweise gegenüber stimulierenden Drogen wie Amphetaminen, Kokain und MDMA (Ecstasy) hoffnungslos aus der Zeit gefallen. Das änderte sich schlagartig mit dem Aufkommen von OxyContin und Co. Schon 2010 war Heroinkonsum in den USA weiter verbreitet als jemals zuvor. Und die Behörden in den USA schätzten, dass mindestens vier von fünf der neuen Heroinkonsument*innen vorher oft langjährige Konsument*innen von verschreibungspflichtigen Opiaten gewesen waren (Deutsches Ärzteblatt, 2016). Die neue Rezeptur von OxyContin, eine strengere Verschreibungspraxis durch Ärzt*innen und das behördliche Vorgehen gegen die *pill mills* haben also nicht dazu geführt, dass die Todesfälle infolge des Opioidkonsums zurückgegangen sind. Zwar ist selbst regelmäßiger und intensiver Opioidkonsum, anders als beispielsweise Alkoholkonsum, für den Körper prinzipiell relativ unschädlich, aber eine zu hohe Dosierung führt schnell zu einer Lähmung des Atemzentrums, worauf ein Großteil der akuten Todesfälle zurückzuführen ist (Köhler, 2020). Heroin auf dem Schwarzmarkt ist außerdem häufig verunreinigt und damit schwer dosierbar. Ein zusätzliches Problem sind die gesundheitlichen Risiken, die mit dem unhygienischen Gebrauch von Spritzen einhergehen. Noch einmal deutlich verschärft hat sich die Situation in den letzten Jahren mit dem Aufkommen von Fentanyl, einem vollsynthetischen Opioid, das 50-mal so potent wie Heroin ist, und dessen Konsum schon in sehr kleinen Mengen zum Tode führen kann (Case & Deaton, 2020, S. 119). Nicht Unfälle, Schusswaffen oder Alkohol- und Tabakkonsum, sondern eine Überdosierung mit Fentanyl ist heute die häufigste Todesursache in der Altersgruppe der 18- bis 49-Jährigen in den USA. Jede*r dritte US-Amerikaner*in kennt jemanden, der oder die durch Drogen- bzw. Arzneimittelkonsum ums Leben gekommen ist. Seit der Jahrtausendwende sind über eine Millionen US-Amerikaner*innen an einer Überdosis gestorben (Kennedy-Hendricks et al., 2024). In den Jahren 2021, 2022 und 2023 starben jeweils mehr als 100.000 Menschen an Überdosierungen – und fast immer waren Opiate beteiligt (CDC, 2024).

OxyContin hat Purdue Pharma mindestens 35 Milliarden Dollar Gewinn beschert, und auch die anderen Pharmafirmen haben mit den Opiatderivaten Milliardenbeträge verdient (Keefe, 2022). Johnson & Johnson hat sich aus dem Geschäft mit Opioiden zurückgezogen, und die Firma Purdue Pharma existiert heute nicht mehr. Ihre Nachfolgerin ist eine Stiftung, deren Gewinne Entziehungskliniken und Maßnahmen zur Suchtprävention zugutekommen sollen (Office of Public Affairs, 2020). Im Zuge der Aufklärung des Opioid-Skandals wurden die Konzerne, die die entsprechenden Produkte mit illegalen Methoden zu Bestsellern machten, zwar in aufwendigen Verfahren zu schmerzhaften Schadensersatzzahlungen verurteilt. Doch das eherne Prinzip der Iatrogenesis hat auch hier wieder zuverlässig dafür gesorgt, dass diese Unternehmen direkt von der selbst induzierten Opioidkrise profitieren. Viele von ihnen verkaufen heute mit hohem Gewinn Arzneimittel zur Opioid-Substitution wie Methadon oder Buprenorphin (Case & Deaton, 2020, S. 129).

Die Opioidkrise ist nicht nur vom Umfang her viel größer, als es die Heroinwelle der 1970er Jahre je war. Sie hat ihr Epizentrum auch nicht länger in den ethnischen Ghettos der US-amerikanischen Metropolen, sondern in Klein- und Mittelstädten und im ländlichen Raum. Unter den Konsumierenden waren vor allem zu Beginn der Krise weiße US-Amerikaner*innen überrepräsentiert. Ein Umstand, der mit dazu beigetragen haben dürfte, dass die Antwort auf die Opioidwelle in den 2010er Jahren, anders als in dem in den 1970er Jahren ausgerufenen *war on drugs*, nicht allein in repressiven Maßnahmen bestand, sondern auch auf Therapien und *harm reduction* setzte.

Die Gesundheitsökonomin Anne Case und der Nobelpreisträger für Ökonomie Angus Deaton zeigen anhand ihrer Daten, dass sich viele der ersten Hotspots der Opioidkrise in Gebieten befanden, in denen Freihandel und Automatisierung besonders massiv zum Abbau relativ gut bezahlter, sicherer und mit betrieblicher Krankenversicherung ausgestatteter Jobs in der Industrie beigetragen haben (ebd., S. 86). Präsident Clinton mag den Schmerz dieser Menschen schon früh gespürt haben. Gelindert hat ihn aber nicht seine Politik, sondern zuerst Oxycodon, später Heroin und am Ende Fentanyl.

Happiness is a warm gun

Wie wir am Beispiel der Opioidkrise gesehen haben, sind die Ursachen von Schmerzen nicht immer auf physische Verletzungen zurückzuführen. Auch seelische Wunden bereiten

Schmerzen, nicht nur im übertragenen, sondern auch im somatischen Sinne. Das drückt sich nicht zuletzt in unserer Sprache aus. Ivan Illich schreibt dazu in *Die Nemesis der Medizin:*

> »Für den technischen Gegenstand, den die moderne Medizin mit dem Terminus ›Schmerz‹ belegt, gibt es auch heute kein einfaches Äquivalent in der Alltagssprache. In den meisten Sprachen bedeutet das von den Ärzten verwendete Wort auch Kummer, Angst, Scham und Schuld. Das englische Wort ›pain‹ und das deutsche ›Schmerz‹ sind noch relativ leicht in der Weise zu verwenden, daß eine überwiegend, wenn auch nicht ausschließlich physische Bedeutung vermittelt wird. Die meisten Synonyme in indogermanischen Sprachen bezeichnen ein weiteres Bedeutungsspektrum: körperlicher Schmerz kann mit den Wörtern bezeichnet werden, die auch ›schwere Arbeit‹, ›Mühe‹, ›Folter‹, ›Geduld‹, ›Strafe‹, ganz allgemein ›Betrübnis‹, ›Krankheit‹, ›Müdigkeit‹, ›Hunger‹, ›Trauer‹, ›Verletzung‹, ›Sorge‹, ›Traurigkeit‹, ›Schwierigkeit‹, ›Verwirrung‹ oder ›Unterdrückung‹ bezeichnen. Diese Aufzählung ist alles andere als vollständig: sie zeigt, daß die Sprache viele Arten von ›Übeln‹ zu bezeichnen vermag, die alle einen körperlichen Widerhall haben« (Illich, 1987, S. 164).

Dass auch »Betrübnis«, »Trauer«, »Sorge«, »Kummer«, »Angst« und »Scham« den Bedarf an medizinisch-psychologischer Behandlung steigen lassen, zeigt sich am gegenwärtigen Anstieg der Diagnosen für psychische Erkrankungen. In den USA hat fast jede*r Vierte in seinem Leben eine psychische Diagnose erhalten (Alabaku et al., 2023).

Die Verschreibungen von Psychopharmaka erreichen immer neue Höchststände. Heute kommen in Nordamerika 167 Tagesdosen Psychopharmaka auf 1.000 Einwohner*innen. Rein rechnerisch wäre das eine Dosis für eine*n von sechs Einwohner*innen (Brauer et al., 2021). In Europa haben die Verschreibungen für Antidepressiva zwischen 2000 und 2020 um 150 Prozent zugenommen. Mittlerweile kommen hier 75 Tagesdosen auf 1.000 Einwohner*innen (Yanatma, 2023). Einsamkeit wird heute von staatlichen Institutionen als eines der größten Gesundheitsrisiken definiert und seine negativen Auswirkungen auf die Gesundheit mit dem Konsum von 15 Zigaretten täglich verglichen (US Surgeon General, 2023). Es werden Ministerien zur Bekämpfung von Einsamkeit gegründet, zuletzt in Japan und Großbritannien, und Glücks-Indizes ergänzen das Bruttoinlandsprodukt als Maßstab für gesellschaftlichen Erfolg.

Dieser Fokus auf Glück und Wohlbefinden markiert einen Paradigmenwechsel in der gesellschaftlichen Wahrnehmung von abweichendem Verhalten und psychischen Störungen im Unterschied zur Nachkriegsmoderne. Die westlichen Gesellschaften der Nachkriegszeit waren durch eine weitgehende Absicherung von Lebensrisiken und Planbarkeit von Lebenswegen ebenso geprägt wie von einer rigiden Konformität. Erwartungen an Lebensentwürfe, Lebensstil und Geschlechterrollen waren unmissverständlich. Abweichungen wurden sozial geächtet. Psychische Pathologien, die in solchen Gesellschaften florieren, sind die Schizophrenie und die Neurose. Für Frauen, die das Eingesperrtsein im goldenen Käfig des trauten Heims verzweifeln ließ, war die Diagnose Hysterie schnell zur Hand. Bevorzugter Behandlungsansatz: die Vergabe von Klosterfrau Melissengeist und in schwereren Fällen Valium. Die Rolling Stones haben dieses Phänomen in dem Song *Mother's little helper* verewigt.

In der akademischen Gesellschaftskritik der 1960er und 1970er Jahre wurden die »Geisteskranken« schließlich zu Sozialrebell*innen erklärt. Man sprach ihnen die Rolle des mittelalterlichen Narren zu, der den Mächtigen den Spiegel vorhält – vergleichbar dem Kind im Märchen, das dem Kaiser hinterherruft, er sei nackt, und so den kollektiven Selbstbetrug entblößt. In einer kranken Gesellschaft seien es die Gesunden, die für verrückt erklärten würden, brachte der Psychoanalytiker Erich Fromm als einer der ersten diese Geisteshaltung auf den Punkt (Fromm, 1955). Später erklärten auch die Philosophen Michel Foucault (1977) sowie Gilles Deleuze und der Psychoanalytiker Felix Guattari (1974) »Geisteskrankheiten« zum Ausdruck des Widerstands gegen repressive Verhältnisse und analysierten ihre klinische Behandlung als Teil des gesellschaftlichen Repressionsapparates.

Der französische Soziologe Alain Ehrenberg hat Ende der 1990er Jahre einen Paradigmenwechsel in der Deutung von psychischen Erkrankungen und ihrer gesellschaftlichen Bedingtheit eingeleitet. In seinem erstmals 1998 erschienenen Buch *Das erschöpfte Selbst* argumentiert er, dass die Depression die Pathologie der Gegenwart sei. Anders als in den Nachkriegsjahrzehnten sei nicht länger die Last des Konformismus, also die Überforderung mit der Anpassungsleistung an ein System, das jedem Menschen seinen Platz zuweist, Auslöser für psychische Probleme. Deswegen dominierten in der Psychologie auch nicht länger Diagnosen wie Neurosen oder Schizophrenie, sondern Depressionen und Angststörungen.

Dies sei Ausdruck eines kollektiven Scheiterns an den neuen gesellschaftlichen Imperativen, in der Werte wie Selbstverwirklichung, Eigenverantwortung, Erfolg und das individuelle Streben nach Glück zum Leitbild erklärt wurden (Ehrenberg, 2015).

Der britische Kulturwissenschaftler Mark Fisher fordert, analog zur Antipsychiatriebewegung der 1970er Jahre in seinem Essay *Capitalist Realism. Is there no alternative?* (2009), dass gesellschaftliche Pathologien wie die Depression politisiert werden sollten. Fisher stört sich vor allem an der neurologischen Ausrichtung der Forschung. Die entscheidende Frage sei nicht, welche Botenstoffe Depressionen beeinflussen, sondern welche gesellschaftlichen Entwicklungen. Analog zu Fromm, Foucault, Deleuze und Guattari, die die psychischen Erkrankungen ihrer Zeit als implizite Anklage gegen eine repressive Gesellschaft interpretierten, sieht Fisher die hohe Prävalenz von Depressionen und depressiven Verstimmungen als Widerspruch zur Selbstdarstellung des liberalen Kapitalismus als »bestem System der Welt«. Fisher charakterisiert die Depression als eine »neoliberale Epidemie«. Stress werde privatisiert und die dem System immanente unabschließbare Forderung nach Erfolg produziere unausweichlich seelisches Leid.

Fisher findet in seinem Essay *Capitalist Realism* noch weitere Parallelen zwischen individualpsychologischen und gesellschaftlichen Pathologien, z. B. die manische Depression, die sich in den ökonomischen Konjunkturzyklen widerspiegelt: Auf die Aufschwungseuphorie folgt unvermittelt die Abstiegsangst. Die permanente Anspannung bei der Beobachtung der ökonomischen Entwicklung, dem steten Wechsel zwischen Hoffnung und Bangen, wenn es um die Aussichten für den Aktien- oder den Arbeitsmarkt geht, entspreche dem Krankheitsbild der manischen Depression. Auch die im englischen Sprachgebrauch übliche Praxis, Regionen, die von ökonomischen Krisen geplagt werden, als *depressed* zu bezeichnen, ist eine solche Analogie (ebd., S. 35). *Fear of missing out*, besser bekannt unter seinem Akronym FOMO, analysiert Fisher ebenfalls als emblematische Gegenwartsdiagnose. Wir leben in einer Gesellschaft, konstatiert Fisher, in der einem unablässig das Gefühl vermittelt wird, Chancen nicht verpassen zu dürfen (ebd., S. 21f.). Dieses Grundrauschen wird aber zugleich von der Angst begleitet, dass sich später noch eine bessere Gelegenheit ergeben könne. Egal ob beim Tindern, Shoppen, Jobben oder der Suche nach der richtigen Ausbildung, stets konkurrieren Chancen, die es zu ergreifen gilt, bevor es zu spät ist, mit der Angst, durch die Festlegung jetzt ein besseres Angebot in der Zukunft zu verpassen.

Die wachsende Zahl von Menschen in Großbritannien, die aufgrund von Depressionen und Angststörungen nicht länger am Arbeitsmarkt teilnehmen können, sieht Fisher als einen weiteren Beleg für das Systemversagen (ebd., S. 37). In der Folge der Finanzkrise 2008/2009 stieg nicht nur der Bedarf vieler Bürger*innen nach Absicherung der Existenz außerhalb des Arbeitsmarktes, sondern auch der fiskalische Druck, Sozialleistungen zu kürzen.

Die Finanzkrise hatte ihre Ursachen in der Deregulierung des Finanzsektors, die der Finanzindustrie auf der einen Seite gigantische Gewinne ermöglichte, welche aber auf der anderen Seite mit großen finanziellen Risiken einherging. Die Verluste nach dem Platzen der Immobilienblase in den USA im Jahr 2008 waren so groß, dass auch die nicht-spekulativen Bankgeschäfte und damit die Realwirtschaft in den Abwärtssog hineingezogen wurden. Am Ende mussten die Verluste von der öffentlichen Hand kompensiert werden. Menschen, die von der Börsen- und Immobilienspekulation vor allem Nachteile hatten, sei es als Mieter*innen überteuerter Wohnungen oder als hochverschuldete Eigenheimbewohner*innen, mussten nun die finanziellen Folgen des Platzens der Spekulationsblase tragen.

Der Austeritätskurs, mit dessen Hilfe die wegen der Rettungspakete in Schieflage geratenen Staatsfinanzen wieder saniert werden sollten, wurde daher mittels einer rhetorischen Figur begründet, die einerseits an gesellschaftliche Normen anschlussfähig und andererseits beliebig genug war, um damit die Opfer der Ereignisse zu Schuldigen erklären zu können. Der neue britische Premier David Cameron entschied sich für den Begriff der Gerechtigkeit. Im Kontext der Finanzkrise, in der sich die Profiteure den Konsequenzen ihres Handelns entziehen konnten, würde so manche*r bei Gerechtigkeit vielleicht an den Versuch denken, die Verantwortlichen zur Rechenschaft zu ziehen. Tatsächlich gemeint hat Cameron freilich etwas komplett anderes. In seiner Rede an die Parteitagsdelegierten der Konservativen Partei im Oktober 2010 präsentierte Cameron seine Vorstellungen von Gerechtigkeit. Und unverantwortliche Akteure aus der Finanzindustrie kamen darin nicht vor.

> »Beim Thema Gerechtigkeit geht es nicht nur darum, wer Hilfe vom Staat erhält. Es geht auch darum, wer diese Hilfe durch seine Steuern gibt. Dem Mann, der jeden Tag lange arbeiten geht, mehr Geld wegnehmen, damit die Familie nebenan

> weiter von Sozialleistungen leben kann, ohne zu arbeiten – ist das gerecht?« (Cameron, 2010a; Übersetzung F.S.)

Cameron hatte aber noch einen zweiten großen Begriff in petto, an dem er sein Regierungshandeln ausrichten wollte: *happiness*. Jedenfalls war das der Plan 2006, als er noch Oppositionsführer war und Glück gerade für sich als Thema entdeckt hatte (BBC, 2006). Cameron hatte sich für die Arbeiten des US-amerikanischen Psychologen Martin Seligman interessiert. Seligman gilt als Begründer der Positiven Psychologie. In Abgrenzung zur klassischen Psychologie, für die die Suche nach den Ursachen seelischen Leidens im Mittelpunkt steht, beschäftigt sich die Positive Psychologie als »Wissenschaft vom gelingenden Leben« damit, wie Menschen unabhängig von äußeren Faktoren Zufriedenheit erreichen können. Für die Positive Psychologie sind nicht die Lebensumstände entscheidend für den Weg zum Glück, sondern die innere Einstellung (Cederström & Spicer, 2016; Cabanas & Illouz, 2009). Es gilt, die eigenen Stärken zu erkennen und weiterzuentwickeln. Ganz konkret soll diesem Ziel durch praktische Übungen auf die Sprünge geholfen werden, z. B. durch das Führen eines Tagebuchs, in das Dinge eingetragen werden, für die man dankbar ist. Auf diese Weise soll das positive Denken geschult werden. Gerade bei der Behandlung von Depressionen hat sich das Dankbarkeitstagebuch aber als wenig hilfreich erwiesen (Cregg & Cheavens, 2021).

Trotz dieser Einwände ist und bleibt Glück ein Verkaufsschlager. Die vielen Kund*innen, die das Buch *Der Glücks-Faktor. Warum Optimisten länger leben* von Martin Seligman gekauft haben, interessierten sich auch für dornige Chancen und selbstgemachte Zitronenlimonade. Tatsächlich geht Seligmans Glücks-Theorie substanziell nicht über das Niveau von Kalendersprüchen hinaus. Dennoch oder gerade deswegen hat er zahllose Nachahmer*innen animiert, die jetzt mit Glücks-Coaching ihren Lebensunterhalt bestreiten (Masurczak, 2021).

Seligmans *happyology* brachte ihm viel Aufmerksamkeit und kommerzielle Erfolge ein. Akademische Anerkennung blieb ihm aber verwehrt. Wohl auch deshalb revidierte er Anfang der 2010er Jahre seine bisherigen Arbeiten. Glück sei in erster Linie eine Stimmung und damit viel zu subjektiv, flüchtig und oberflächlich, um darauf eine Theorie vom guten Leben zu begründen, argumentierte er jetzt. Seligman integrierte Werte wie Gerechtigkeit und Sinnhaftigkeit in seine neue Theorie der Lebenszufriedenheit. Von nun an wolle er Menschen helfen, zu »erblühen«. In seinem 2011 erschienenen Buch *Flourish* war dann auch von Glück keine Rede mehr, sondern allenfalls noch von Wohlbefinden (McVeigh, 2011).

Seligmans Paradigmenwechsel erklärt, warum sich David Cameron in seiner zweiten großen programmatischen Rede nach seinem Amtsantritt 2010 nicht für *happiness*, sondern für *wellbeing* als Leitbegriff entschied (Cameron, 2010b). Inhaltlich aber blieb Cameron seinen alten Ideen treu. Glück bzw. Zufriedenheit hätten nicht nur mit der Wirtschaftskraft eines Landes zu tun. Das BIP eines Landes, führt Cameron weiter aus, sei für die Messung von Zufriedenheit als alleiniges Maß nicht ausreichend. Deshalb sei es notwendig, dem BIP einen neuen Index zur Seite zu stellen: den Wellbeing-Index. Dieser soll unter anderem feststellen können, wie sich die Zufriedenheit der Bevölkerung durch Maßnahmen verbessern lässt, die man nicht in Pfund und Pence abbilden kann. Zwar gäbe es dazu bis jetzt noch keine Ergebnisse. Aber Cameron glaubt, ein Gespür dafür zu haben, was die Leute wirklich wollen: z. B. weniger Sozialhilfe.

> »Wir haben ein Gespür dafür, dass der Sinn einer Arbeit für die Seele ebenso wichtig ist wie für den Kontostand. Diese Haltung kommt in unserem äußerst ehrgeizigen Arbeitsprogramm zum Ausdruck, mit dem wir die Menschen aus der Sozialhilfe herausholen wollen« (Cameron, 2010b; Übersetzung F.S.).

Die Glücks- und Gerechtigkeits-Offensive der Regierung Cameron und der nachfolgenden Kabinette unter konservativer Führung waren weitreichend. Hier alle Maßnahmen aufzählen zu wollen, würde zu weit gehen. Genannt seien daher nur drei. Die Regierung führt eine Beschränkung der Sozialhilfe für Kinder ein. Geld gibt es seither nur noch für maximal zwei. Das stärkt die Eigenverantwortung und ist gerecht, vor allem für die Kinder. Die zweite Reform betraf die skandalösen Wohnverhältnisse in den Sozialbauten. Manche Wohnungen hatten doch tatsächlich ein Gästezimmer, oder ein Zimmer wurde plötzlich frei, wenn ein erwachsenes Kind die elterliche Wohnung verließ. Dafür war von nun an eine Fehlabgabe fällig. Wer die nicht zahlen kann, wird zwangsgeräumt.

Die dritte Reform war die niederträchtigste. Denn sie kam nicht im Gewand schlichter Leistungskürzungen daher. Stattdessen sollte sie dafür sorgen, dass Sozialleistungen passgenau nur diejenigen erhalten, die sie wirklich brauchen. Um der vermeintlichen Sozialbetrüger*innen endlich Herr zu werden, wurden die Leistungen des Sozialhilfesystems umbenannt und neu organisiert. Anschließend wurden private Firmen damit beauftragt, festzustellen, ob eine Person arbeitsfähig ist, und falls nicht, wie hoch ihre Bedarfe sind. Personen, die für arbeitsfähig erklärt wurden, aber kein Erwerbseinkommen erzielten, wurden aufgefordert, Jobseeker's Allowance zu beantragen, was vergleichbar mit dem deutschen Bürgergeld ist. Aber auch für diese Leistung wurden die Bezugskriterien verschärft und die Sanktionsmöglichkeiten erweitert. Bei denjenigen, die für nicht arbeitsfähig erklärt wurden, wurde jeder einzelne Anspruch auf Geld- oder Sachleistung infolge gesundheitlicher Einschränkung penibel und in kurzen Zeitabständen wieder und wieder überprüft. Den zusätzlichen Bedarf an Bürokratie, der mit den Reformen einherging, konnten die überlasteten Behörden nicht selbst leisten. Deswegen wurden private Firmen damit beauftragt. Diese ließen sich ihre Dienstleistungen von den britischen Steuerzahler*innen mit vielen Milliarden Pfund vergüten. Allein für den Zeitraum von 2023 bis 2027 wurden fünf privaten Begutachtungsunternehmen mehr als zwei Milliarden britische Pfund zugesagt (Pring, 2021). Millionenfach wurden infolge der Reform Leistungen gestrichen oder gekürzt. Etwa 60 Prozent derjenigen, die Einspruch gegen die privaten Entscheider eingelegt hatten, bekamen Recht. Wenn die Betroffenen professionelle juristische Unterstützung erhielten, hatten die Kläger*innen sogar in fast allen Fällen Erfolg (Butler, 2015). Doch nicht alle waren diesem psychischen Stress gewachsen, zumal die Begutachtungen in kurzen Abständen wiederholt wurden, und das Spiel jedes Mal von Neuem begann. Selbst diejenigen, die die Energie aufbringen konnten, ihren Leistungsanspruch jedes Mal erneut einzuklagen, blieben auf einem hohen Schuldenberg sitzen, weil sie während des laufenden Verfahrens keine Bezüge erhielten. Das neue System, das mit dem Ziel installiert wurde, die »wahren Bedarfe« zu ermitteln und Missbrauch und Verschwendung auf Kosten der Steuerzahler*innen zu vermeiden, entwickelte sich für die Betroffenen immer mehr zu einem kafkaesken Albtraum mit fatalen Folgen (Clifford, 2020, S. 149ff.).

Hellen Mullins wurde aufgrund einer Lernschwäche die Arbeitsfähigkeit abgesprochen. Leistungen aus der britischen Arbeitslosenhilfe, der Jobseeker's Allowance, schieden somit aus. Employment and Support Allowance für Menschen mit Beeinträchtigungen wurden ihr aber ebenfalls verweigert mit dem Argument, ihre Einschränkungen seien nicht gravierend genug, um Leistungen zu beanspruchen. Alle Gelder wurden gestrichen, der Strom abgestellt, Lebensmittel gab es nur noch von der nächstgelegenen Tafel, diese war zehn Kilometer entfernt. Hellen Mullins und ihr Mann Mark begingen gemeinschaftlichen Suizid. Es war der Auftakt einer ganzen Reihe von Selbsttötungen, die in Zusammenhang mit den Sozialkürzungen standen und in den Medien zunächst große Aufmerksamkeit erhielten, bis allmählich ein Gewöhnungseffekt einsetzte. In vielen Fällen wiesen die Betroffenen in Abschiedsbriefen explizit auf ihre Motive hin und machten darin ganz direkt die Reformen der Regierung und die Schikanen der von ihnen beauftragten Unternehmen für ihren Freitod verantwortlich (ebd., S. 149ff.).

Im Zuge der Reformen war allein zwischen 2010 und 2018 die Zahl der Menschen mit Behinderung, die in Armut lebten, um 600.000 gestiegen (ebd., S. 152). 20 Prozent der Menschen mit Behinderung in Großbritannien leiden heute unter Ernährungsarmut. Die Zahl der Menschen mit Behinderung, die ihr Obdach verloren haben, ist bis zum Ende der 2010er Jahre um 75 Prozent gestiegen. Bei mehr als 40 Prozent der Menschen, die Incapacity Benefits bezogen, wurden die Leistungsansprüche im Zuge der Umstellung auf das Personal Independence Payment (PIP) gekürzt, weil sie medizinisch angeblich nicht notwendig seien. Allein bis 2018 mussten deshalb mehr als 75.000 Betroffene Autos, elektrische Rollstühle und Scooter abgeben, Einschränkungen bei der ambulanten Hilfe hinnehmen und auf Unterstützungsprogramme wie Essen auf Rädern verzichten. Folgen waren soziale Isolation und die Zunahme von Angststörungen und Depressionen, die dann wiederum mit der vermehrten Verschreibung von Antidepressiva einhergingen (ebd., S. 149ff.).

Eine Studie der Universitäten Oxford und Liverpool schätzte, dass allein zwischen 2010 und 2013 590 Suizide und 279.000 zusätzliche Diagnosen für psychische Erkrankungen unmittelbar mit den neuen Beurteilungsverfahren in Verbindung standen. Zudem führte sie 725.000 zusätzliche Verschreibungen von Antidepressiva auf die Folgen der Reformen zurück. Dies entspricht 5 Prozent aller Suizide, 11 Prozent aller bekannten Fälle von selbstberichteten Problemen mit der psychischen Gesundheit und 0,5 Prozent aller Verschreibungen für Antidepressiva in England im fraglichen Zeitraum (Barr et al., 2016).

Insgesamt haben die Einsparungen im Gesundheits- und Sozialsystem zwischen 2010 und 2014 nach Schätzungen von britischen Gesundheitsökonom*innen zu rund 45.000 überzähligen Todesfällen geführt. Das bedeutet, dass allein in diesem Zeitraum geschätzt 45.000 Menschen länger hätten leben können, wenn die Reformen nicht umgesetzt worden wären (ebd.).

Die Übersterblichkeit ist aber nicht nur auf einen Anstieg der Suizide zurückzuführen. Menschen mit Angststörungen und sozialen Phobien, die nicht länger die Energie aufbrachten, Einspruch gegen ihre Leistungskürzungen einzulegen, verhungerten wortwörtlich. Als der 57-jährige Errol Graham tot in seiner Wohnung aufgefunden wurde, wog er nur noch 28 Kilo. Gerichtsvollzieher*innen hatten die Tür aufgebrochen, um die Zwangsräumung zu vollziehen. Graham, der an sozialen Phobien litt und sich komplett von der Außenwelt abgeschottet hatte, waren einige Monate zuvor sämtliche Leistungen gestrichen worden (Butler, 2020). Der 59-jährige David Clapson starb ebenfalls allein in seiner Wohnung. Clapson hatte 29 Jahre seines Lebens gearbeitet: erst als Berufssoldat, später war er für die Britische Telekom und diverse andere Firmen tätig. Bis er seinen letzten Job aufgab, um seine an Demenz erkrankte Mutter zu pflegen. Seine Jobseeker's Allowance wurde ihm vollständig gestrichen, nachdem er zwei Termine nicht wahrgenommen hatte. Clapson suchte aktiv nach Arbeit. In seiner Wohnung wurden verschiedene Bewerbungsschreiben gefunden. Seiner Schwester erzählte er wenige Tage vor seinem Tod, dass er auf eine Rückmeldung von Lidl auf eine Bewerbung warte. Clapson war Diabetiker. Infolge der Einstellungen aller Leistungen war ihm der Strom abgestellt worden. Das für ihn lebensnotwendige Insulin im ansonsten leeren Kühlschrank blieb ungekühlt und verlor damit nach und nach seine Wirksamkeit. Außerdem war Clapton ausgehungert, als er aufgefunden wurde. Die Gerichtsmedizin attestierte ihm Insulinmangel als Todesursache und einen leeren Magen (Gentleman, 2014).

Im Roman *Farm der Tiere* von George Orwell wird das

Pferd Boxer, das sein Leben lang schwer gearbeitet hat und darüber alt und schwach geworden ist, am Ende seiner Tage nicht wie versprochen vom Tierarzt abgeholt, sondern von einem Abdecker, der es zur Klebstoff-Fabrik bringt. *Farm der Tiere* ist eine Parabel auf den Stalinismus. Die Revolution ist erfolgreich, Bauer Jones und seine Knechte, die in der Parabel für den russischen Zaren und die Aristokratie stehen, werden vertrieben. Doch schon bald übernehmen die Schweine das Kommando, errichten eine Schreckensherrschaft und reklamieren den Überschuss, den die Farm produziert, exklusiv für sich. Das Pferd Boxer steht für die Arbeiter*innenklasse, in deren Namen die Revolution ausgerufen wurde. Aber als es seine Schuldigkeit getan hat, wird es kaltblütig abserviert.

Die Sozialreformen in Großbritannien – und nicht nur dort – werden stets damit begründet, dass »die kleinen Leute, die früh aufstehen und hart arbeiten, Steuern und Sozialabgaben zahlen und sich auch sonst an die Regeln halten«, nicht übermäßig belastet werden dürfen. »Dem Mann, der jeden Tag lange arbeiten geht, mehr Geld wegzunehmen, damit die Familie nebenan weiter von Sozialleistungen leben kann, ohne zu arbeiten – ist das gerecht?«, hat David Cameron (2010a) seine Parteitagsdelegierten gefragt. Die Frage war rhetorisch gemeint. Natürlich ist es nicht gerecht, und deshalb sollen mutige Reformen verhindern, dass »Parasiten« das System ausnutzen, wie es der Arbeitsminister der Regierung Schröder, Wolfgang Clement, einst formuliert hatte (BMWA, 2005). Denn wenn man nicht entschieden eingreift, so der rhetorische Kniff, dann bleibt am Ende nichts mehr übrig für die hart arbeitenden ehrlichen Menschen, wenn sie wirklich einmal darauf angewiesen sind.

Das Pferd Boxer, das in der Parabel *Farm der Tiere* sein Leben lang für die Revolution gearbeitet hat, die für ihn und in seinem Namen geführt wurde, ist in der Knochenmühle gelandet, als das Schweinesystem keine Verwendung mehr für ihn hatte. Der Umgang mit den »hart arbeitenden, ehrlichen Menschen« im postthatcheristischen Großbritannien weist dazu strukturelle Ähnlichkeiten auf. Die »kleinen Leute«, in deren Interesse man die Sozialreformen propagiert hat, werden in den Mühlen einer profitorientieren anonymen Bürokratie zerrieben, sobald ihre Arbeitskraft nicht mehr auf Nachfrage stößt.

Im Mai 2024 beschloss die im Kabinett angesiedelte, aber unabhängige Kommission für Gleichbehandlung und Menschenrechte den vielen Petitionen endlich nachzugeben und eine offizielle Untersuchung der gravierendsten Versäumnisse im Zusammenhang mit den Suiziden und Todesfällen infolge der Sozialreformen einzuleiten. Im Fokus der Untersuchung stehen die Tests zur Festlegung der Arbeitsfähigkeit *(fit for work)* sowie die Tests zur Einstufung von Höhe und Umfang der individuellen Ansprüche auf Leistungen für Menschen mit Behinderung, das PIP. Zwischen 2014 und 2020 hatten staatliche Prüfer*innen in wenigstens 69 Fällen einen kausalen Zusammenhang zwischen Suiziden und einer widerrechtlichen Einstellung von Sozialleistungen bestätigt. Diese und weitere aktuelle Fälle stehen im Mittelpunkt der jetzt angelaufenen Untersuchung. Vorgeladen werden ehemalige und amtierende Minister*innen ebenso wie Angestellte der privaten Firmen, die mit der Überprüfung der Ansprüche betraut wurden (Butler, 2024).

Wie es mittlerweile um das soziale Wohlbefinden im Vereinigten Königreich bestellt ist, darüber lässt die staatliche

Statistikbehörde seit David Camerons Wellbeing-Initiative regelmäßig Berichte veröffentlichen. Im aktuellsten Wellbeing-Bericht vom Frühjahr 2024 steht: Die Erwerbsbeteiligung sinkt weiter. Hauptgrund dafür: gesundheitliche Probleme. Denn trotz der rigiden Überprüfungspraxis infolge der Sozialreformen wurden zuletzt in Großbritannien allein wegen psychischer Probleme jeden Monat rund 20.000 Menschen für arbeitsunfähig erklärt (Bugel, 2024). Der Anteil der Befragten, die ihren Gesundheitszustand als gut oder sehr gut einschätzen, sinkt seit Beginn der Erhebung kontinuierlich. Und der Anteil der Menschen, die mit ihrem Leben insgesamt unzufrieden sind, ist zuletzt wieder gestiegen und liegt nur noch geringfügig unter den Spitzenwerten während der Corona-Pandemie (Office for National Statistics, 2024).

Mark Fishers Essay endet mit einem Aufruf: Nicht zum Opfer der Verhältnisse werden! Die psychischen Erkrankungen zu einer politischen Waffe machen und gegen die eigentliche Ursache der Misere richten! Er schreibt:

> »Wir müssen die weit verbreiteten psychischen Probleme [...] in wirksame Antagonismen umwandeln. Affektive Störungen sind Formen versteckter Unzufriedenheit; diese Unzufriedenheit kann und muss [...] auf ihre wahre Ursache gerichtet werden: das Kapital« (Fisher, 2009, S. 84; Übersetzung F.S.).

Fisher litt selbst unter schweren Depressionen. Seine Frau berichtete gegenüber der Zeitschrift *London Review of Books,* dass sie sich um professionelle Unterstützung für ihn beim staatlichen Gesundheitsdienst NHS bemüht habe. Doch dessen Strukturen seien infolge der vielen Kürzungen völlig überlastet gewesen. Mehr als ein kurzes Telefongespräch habe man ihrem Mann nicht anbieten können. Am 13. Januar 2017 nahm er sich das Leben (Turner, 2019).

3 Gesundheit braucht Politik

Medikalisierung und Healthismus betonen gleichermaßen die individuelle Verantwortung für Gesundheit. Im ersten Fall fordern sie Compliance ein – also die Befolgung der Ratschläge medizinischer Autoritäten verbunden mit der Hoffnung auf pharmakologische Lösungen für psychosoziale Probleme. Im zweiten Fall steht die proaktive Internalisierung hegemonialer Vorstellungen von Gesundheit im Mittelpunkt. Sie ist verbunden mit der Aussicht auf eine längere Lebenserwartung und ein erhöhtes Sozialprestige. Doch die gesellschaftlichen Vorstellungen von Gesundheit existieren nicht in einem luftleeren Raum. Sozioökonomische Entwicklungen und politische Entscheidungen gefährden Gesundheit und Wohlbefinden vieler Menschen ganz unmittelbar. So ist die Opioidkrise in den USA nur im Kontext der Deindustrialisierung und der damit einhergehenden Prekarisierung weiter Teile der Bevölkerung zu verstehen. Und die Verschlechterung der psychischen und physischen Gesundheit von sozial benachteiligten Menschen in Großbritannien ist eine direkte Folge der Austeritätspolitik. Zugleich lehrt uns die historische Erfahrung, dass politischer Druck von unten die Voraussetzung für eine kollektive Verbesserung der Bevölkerungsgesundheit ist.

Was passiert, wenn dieser politische Druck von unten ausbleibt, ließ sich zuletzt in Großbritannien beobachten. Dort ist die Zahl der Menschen, die regelmäßig Lebensmitteltafeln aufsuchen von 26.000 Menschen zu Beginn der Finanzkrise 2008/2009 auf eine Million nur sechs Jahre danach gestiegen. Eine Dekade später, im Jahr 2023, haben die *food banks* im Vereinigten Königreich drei Millionen Menschen versorgt. Das sind fast fünf Prozent der Bevölkerung. Neben den knapp 3.000 Lebensmitteltafeln, die von den zwei größten Hilfsorganisationen betrieben werden, existieren noch weitere rund 4.000 selbstorganisierte Lebensmitteltafeln an Schulen (Grimshaw, 2024). Die zunehmende Prävalenz von Mangel- und Unterernährung im Vereinigten Königreich hat dramatische Folgen. Die durchschnittliche Körpergröße von Kindern ist zwischen 1985 und 2019 in Großbritannien stagniert, während sie in fast allen anderen Ländern im selben Zeitraum um mehrere Zentimeter gestiegen ist. Nach mehr als einer Dekade Austeritätspolitik werden Mangelerscheinungen wie Rachitis und Skorbut, die als Relikt des Viktorianischen Zeitalters galten, wieder regelmäßig in britischen Krankenhäusern diagnostiziert (Hill, 2023).

Als der Berliner Pathologe Rudolf Virchow Mitte des 19. Jahrhunderts beauftragt wurde, ein medizinisches Gutachten zu der in Oberschlesien grassierenden Typhusepidemie vorzulegen, hätte sein Fazit auch ganz gut zum gegenwärtigen Zustand so mancher von Deindustrialisierung und Austerität heimgesuchter Gemeinde in Nordengland, dem US-amerikanischen Rust Belt oder dem Ruhrgebiet gepasst:

> »Die logische Antwort auf die Frage, wie man in Zukunft ähnliche Zustände, wie sie in Oberschlesien vor unsern Augen

> gestanden haben, vorbeugen könne, ist also sehr leicht und einfach: Bildung mit ihren Töchtern Freiheit und Wohlstand« (Virchow, 1848a, S. 169).

Virchow engagiert sich selbst politisch, beteiligt sich unter anderem am Barrikadenbau während der demokratischen Revolution von 1848. Im Preußischen Berlin fiel er deshalb in Ungnade. Er verließ die Charité in Berlin und nahm eine Professur an der Universität Würzburg an, wo er sich der medizinischen Grundlagenforschung widmete. Und obwohl, oder vielleicht auch gerade weil Virchows Forschungsergebnisse die Medizin als moderne Naturwissenschaft entscheidend vorangebracht haben, sah er selbst »die Medicin als sociale Wissenschaft, und die Politik [...] weiter nichts, als Medicin im Grossen« (Virchow, 1848b, S. 125) an. Nach seiner Rückkehr an die Charité betrieb Virchow nicht nur naturwissenschaftlich ausgelegte Forschung, sondern setzte sich auch aktiv für den Bau einer Kanalisation, hygienischer Schlachthöfe und Markthallen sowie für die Errichtung moderner Krankhäuser und Schulen in Berlin ein (Deutsches Ärzteblatt, 2021b).

Damit repräsentieren Virchows Worte und Taten die Grundlagen für den Erfolg der Gesundheitsförderung in den frühzeitig industrialisierten Ländern. Gesellschaftlicher Fortschritt, wachsender Wohlstand, Zugang zu Bildung und der Ausbau der baulichen Infrastruktur waren maßgeblich für den Anstieg der Lebenserwartung im 19. und 20. Jahrhundert verantwortlich. Am Anfang dieser Erfolgsgeschichte stand die epidemiologische Erforschung von Ursachen für Erkrankungen, die der Entdeckung biologischer Krankheitserreger vorausging. Und diese Geschichte beginnt im London der 1850er Jahre.

Von Wasserpumpen und Triathleten

Im Londoner Szenestadtteil Soho steht in einer Seitenstraße eine Wasserpumpe auf einem steinernen Podest. Das Besondere an der Pumpe: Ihr fehlt der Schwengel, mit dem das Wasser für gewöhnlich an die Oberfläche befördert wird. Gegenüber der Pumpe liegt ein Pub. Er heißt John Snow und ist nach dem Mann benannt, dem das ungewöhnliche Denkmal gewidmet ist.

In der ersten Hälfte des 19. Jahrhunderts wurde London wiederholt von Cholera-Epidemien heimgesucht, die zehntausende Todesopfer forderten. Zu dieser Zeit gab es keine wissenschaftliche Erklärung für das Phänomen: Stattdessen kursierten konkurrierende Theorien. Die gängigste, die sogenannte Miasmentheorie, ging von der Annahme aus, dass sich Krankheiten über »schlechte Dämpfe« verbreiteten. Angesichts der hygienischen Zustände in den engen Gassen der Armenviertel, in denen Abfälle, menschliche und tierische Exkremente sowie Tierkadaver vor sich hin rotteten, keine ganz abwegige Vorstellung. Im Unterschied zu den nach der Miasmentheorie benannten Miasmatikern vermuteten die Kontagionisten, dass ein Erreger für die Übertragung der Krankheiten verantwortlich sei. Allerdings hatten sie keine Vorstellung davon, wie dieser Erreger aussah und wo er zu finden sein könnte. Tatsächlich wurde der Cholera-Erreger erst 1884 von Robert Koch nachgewiesen.

Drei Dekaden zuvor hatte der Londoner Health Commissioner John Snow nach einem erneuten Cholera-Ausbruch im Jahr 1854 ebenfalls keinen konkreten Verdacht. Aber er ging mit detektivischem Spürsinn vor, und sah sich zunächst einmal an, wo besonders viele Todesfälle mit Verdacht auf

Cholera auftraten. Als Grundlage dafür dienten ihm die Statistiken, die der Arzt und Epidemiologe William Farr zur selben Zeit erstmals über Geburten, Todesfälle und ihre wahrscheinlichen Ursachen für England und Wales anlegen ließ. Anschließend befragte Snow die Angehörigen von potenziellen Cholera-Opfern nach ihren Gewohnheiten: z. B. danach, woher sie ihr Trinkwasser bezogen. Auf diese Weise fand Snow nicht nur heraus, dass sich in der Umgebung der Wasserpumpe in der Broad Street Todesfälle mit Cholera-Symptomen auffällig häuften, sondern auch, dass die Haushalte, die ihr Wasser dort abpumpten, sehr viel häufiger betroffen waren als die Haushalte, die ihren Durst anderweitig stillen konnten. Das waren vor allem die Familien von Arbeiter*innen in einer nahegelegenen Brauerei, die von ihrem Arbeitgeber mit kostenlosem Dünnbier versorgt wurden. Beim Brauprozess wird der Cholera-Erreger abgetötet. Aber auch Bewohner*innen, die ihr Wasser aus anderen Brunnen im Stadtviertel bezogen, erkrankten seltener an Cholera. Mithilfe seiner Aufzeichnungen konnte Snow die Londoner Behörden davon überzeugen, die Broad-Street-Pump stillzulegen. Und tatsächlich: Nachdem Arbeiter im Auftrag der Stadt den Pumpenschwengel abmontiert hatten, gingen die Cholera-Fälle in den umliegenden Straßenzügen zurück. Allein mit den Mitteln der Datenerhebung war es John Snow somit gelungen, einen Kausalzusammenhang zwischen der Wasserqualität und dem massenhaften Auftreten von Infektionskrankheiten nachzuweisen und damit nicht weniger als den Grundstein für die moderne Epidemiologie zu legen (Klemperer, 2020, S. 138).

Londons Einwohnerzahl stieg von einer Million am Anfang des 19. Jahrhunderts auf sechs Millionen an dessen

Ende an. Zu diesem Zeitpunkt war London die größte Stadt der Welt. Das ungeplante Wachstum der Stadt und die damit einhergehende Umweltverschmutzung brachte nicht nur Epidemien mit sich. Nur vier Jahre nachdem Snow in Soho erfolgreich dem Cholera-Erreger nachgeforscht hatte, kam es in London zu einer Umweltkatastrophe ungekannten Ausmaßes. Ein ungewöhnlich heißer und trockener Sommer im Jahr 1858 ging als *The Great Stink* in die Stadtgeschichte ein. Der beißende Gestank der Abwässer wurde so penetrant, dass das Parlament in Westminster und die Gerichtshöfe in der City über einen Umzug an den Stadtrand nachdachten. Soweit kam es am Ende nicht. Stattdessen wurde beschlossen, ein umfassendes System aus Kanalanlagen und Pumpen zur Abwasserentsorgung zu errichten. Die Zeiten, in denen die Abwässer der Metropole einfach versickerten oder ungeklärt in die Themse eingeleitet wurden, sollten damit ein für alle Mal der Vergangenheit angehören (Mann, 2016). Die daraufhin errichteten Anlagen bilden bis heute das Rückgrat des Londoner Abwasserentsorgungssystems.

Vor der Einführung von Hygienemaßnahmen lag die Lebenserwartung von Arbeiter*innen in den neu entstandenen industriellen Zentren Englands auf einem extrem niedrigen Niveau. Edwin Chadwick, ein Pionier der Sozialepidemiologie, hatte in den 1840er Jahren sowohl in ländlichen als auch in städtischen Regionen Zahlen erhoben, die das bestätigten. In Liverpool beispielsweise hatten Arbeiter*innen seinen Zahlen zufolge eine Lebenserwartung von 15 Jahren, in Manchester waren es 17 und in Leeds 19 Jahre. Unternehmer, Geschäftsführer, Anwälte, Lehrer*innen, Angestellte der öffentlichen Verwaltung und ihre Angehörigen wurden in Liverpool hingegen durchschnittlich 35, in Manchester 38 und in Leeds 44 Jahre alt. Im ländlichen Bezirk Rutland hingegen hatten die einfachen Arbeiter*innen, die *labourer*, dank sauberen Wassers und klarer Luft, eine Lebenserwartung von 38 Jahren, während die *professionals* sogar mit 52 durchschnittlichen Lebensjahren rechnen durften (Green et al., 2018).

Heute gilt es in der Forschung als unstrittig, dass zuvorderst Maßnahmen der Gesundheitsförderung für den Rückgang der Infektionskrankheiten und den Anstieg der Lebenserwartung im späten 19. und frühen 20. Jahrhundert verantwortlich waren. Und dieser Anstieg ging auch mit einer Annäherung der Lebenserwartung zwischen Schichten und Regionen einher. Vergleichbar der Entwicklung bei der Cholera war auch die Mortalitätsrate der Tuberkulose bereits mehrere Jahrzehnte gesunken, bevor Robert Koch 1882 den Tuberkelbazillus identifizieren konnte. Die Sterblichkeit durch Kinderkrankheiten wie Keuchhusten, Masern oder Scharlach war um über 80 Prozent zurückgegangen, bevor die Erreger entdeckt und Antibiotika bzw. Impfstoffe gegen die Erkrankungen zur Verfügung standen (McKeown, 1979). »Hygiene, gute Wasserversorgung, ausreichende Ernährung, Wohnung, Familienplanung (weniger Kinder) usw. spielten in jedem Fall die Hauptrolle bei der Zurückdrängung der tödlichen Infektionskrankheiten«, resümiert Hagen Kühn mit Blick auf den Anstieg der Lebenserwartung im späten 19. Jahrhundert. Dennoch seien im kollektiven Gedächtnis vor allem »bahnbrechende biomedizinische Entdeckungen und heroische Arztfiguren« (Kühn, 1993, S. 45) für den Sieg über die Epidemien verantwortlich. Es ist in erster Linie den Arbeiten des britischen Sozialmediziners McKeown (1979) zu verdanken, dass dieses Bild zumindest in der Forschung geradegerückt wurde.

Ivan Illich kritisiert in *Die Nemesis der Medizin* ebenfalls, dass die Medizin unverdientermaßen zu ihrem Ruf als Heilsbringerin des gesundheitlichen Fortschritts gelangt sei. Den größten Anteil am Kampf gegen Infektionskrankheiten und andere Gesundheitsgefahren sieht Illich nicht in der Entwicklung von neuen Diagnoseverfahren, Pharmazeutika und medizinischem Gerät. Gründe für den Anstieg der Lebenserwartung im späten 19. und frühen 20. Jahrhundert seien vor allem auf den massiven Rückgang der Kindersterblichkeit zurückzuführen. Dieser Rückgang sei aber nicht moderner Hightechmedizin zu verdanken, sondern vergleichsweise kostengünstigen Maßnahmen wie Impfkampagnen gegen Kinderkrankheiten. Eine noch größere Rolle für den Rückgang der Sterblichkeit hätten ohnehin »nichtmedizinische Gesundheitsvorkehrungen wie die Wasseraufbereitung und Abwässerbeseitigung« oder die routinemäßige Verwendung »von Seife und Schere durch Hebammen« (Illich, 1987, S. 27) gespielt.

Doch warum hat die Medizin trotz der Entdeckung zahlreicher Krankheitserreger und der Entwicklung revolutionärer Behandlungsverfahren im 19. und 20. Jahrhundert für die Verbesserung der Bevölkerungsgesundheit nur einen vergleichsweise geringen Beitrag geleistet? Die Antwort auf diese Frage hat damit zu tun, dass die Medizin zwar untersucht, *wie* eine Krankheit entsteht, aber nicht *warum* sie entsteht. Der medizinische Blick ist nicht darauf geschult, die gesellschaftlichen Ursachen für die Entstehung von Krankheiten zu erkennen. Diese gesellschaftlichen Ursachen waren in den englischen Großstädten in der ersten Hälfte des 19. Jahrhunderts die Lebensbedingungen der überwiegenden Bevölkerungsmehrheit, die durch prekäres Wohnen in räumlicher Enge, Dunkelheit, Kälte und Feuchtigkeit, durch miserable Ernährung, verunreinigtes Wasser, vergiftete Luft, Kinderarbeit, extreme Ausbeutung in den Fabriken und das Fehlen sozialer Absicherung im Fall von Krankheit, Alter und Invalidität gekennzeichnet waren (Engels, 1845).

Die Bereitstellung von sauberem Trinkwasser und die konsequente Abwasserbeseitigung waren dementsprechend nur zwei von vielen sozialen Reformen, die zur Verbesserung der Bevölkerungsgesundheit im Laufe des 19. Jahrhunderts führten. Ebenso entscheidend für den Anstieg der kollektiven Lebenserwartung waren Vorschriften und Gesetze wie das Verbot der Kinderarbeit, Regelungen zur Arbeitssicherheit, die Begrenzung der Länge des Arbeitstages, die Festlegung von Grenzwerten für und die Kontrolle von Schadstoffemissionen.

Maßgebliche Kraft hinter diesen Reformen war Public Health, deren Vertreter*innen in Großbritannien und den USA nicht nur innerhalb der öffentlichen Verwaltung den Schutz der Bevölkerungsgesundheit organisierten, sondern sich auch schon frühzeitig an Universitäten etablierten. Public Health in seiner Doppelrolle als akademische Disziplin und institutionalisierte Praxis analysiert unter Rückgriff auf epidemiologische Methoden gesellschaftliche Einflüsse auf Gesundheit und Krankheit, und entwickelt auf dieser Basis anwendungsbezogene Modelle der Gesundheitsförderung (Schmidt-Semisch & Schorb, 2021).

Wie sich die Aufgaben von Medizin und Gesundheitsförderung ergänzen, wird in der Public-Health-Ausbildung gerne mit einem Gleichnis beschrieben, das sich in der Literatur in variierenden Versionen wiederfindet (zuerst McKinlay, 1979). Der inhaltliche Kern der Geschichte bleibt dabei immer gleich und erzählt sich in etwa so: Eine Ärztin steht am Ufer eines schnell fließenden Flusses und hört die verzweifelten Schreie eines Ertrinkenden. Sie springt ins Wasser, holt die Person heraus und beginnt die künstliche Beatmung. Aber als der Gerettete gerade anfängt zu atmen, hört die Ärztin einen weiteren Hilfeschrei. Sie springt abermals ins Wasser und holt einen weiteren Ertrinkenden, trägt ihn ans Ufer und beginnt mit der künstlichen Beatmung. Und als diese Person gerade zu atmen anfängt, hört sie wiederum einen Hilferuf. Das geht immer so weiter in endlosen Wiederholungen. Die Ärztin ist so sehr damit beschäftigt, Ertrinkende aus dem Fluss zu retten und wiederzubeleben, dass ihr gar keine Zeit bleibt, darüber nachzudenken, warum so viele Menschen in den Fluss stürzen.

Stromaufwärts, also dort wo die Probleme entstehen, die die Medizin dann weiter flussabwärts unter großem Ressourcenaufwand individuell behandeln muss, wird Public Health tätig. Mögliche Public-Health-Maßnahmen gegen die vielen Unfälle am Flussufer wären z. B. Warnhinweise oder Absperrungen. Diese Maßnahmen könnten allerdings als Einschränkung angesehen werden, weil sie z. B. längere Wege für die Anwohner*innen bedeuten. Vielleicht verhindern sie auch den Broterwerb von Menschen, die dort fischen oder nach wertvollen Gegenständen tauchen. Möglicherweise versperren sie den Blick auf den Fluss und machen es den dort lebenden Menschen unmöglich, ihn als Erholungsort zu genießen. Im übertragenen Sinne wären diese genannten Interventionen z. B. Warnhinweise auf Zigarettenschachteln und Verpackungen von als ungesund klassifizierten Lebensmitteln, hohe Steuern auf sowie lokale und örtliche Verkaufsverbote von legalen Genussmitteln oder die Illegalisierung von Rauschmitteln.

Um den Menschen ein gutes Leben an und mit dem Fluss zu ermöglichen, ergibt es Sinn, ihnen möglichst frühzeitig das Schwimmen beizubringen. Ihnen also Fähigkeiten an die Hand zu geben, die es ihnen ermöglichen, sich in ihrer Umwelt souverän zu bewegen. Im übertragenen Sinne könnte man das die Vermittlung von Gesundheitskompetenzen nennen. Darunter würde die Aufklärung über die gesundheitlichen Risiken individuellen (Konsum-)Verhaltens fallen: z. B. in den Bereichen Ernährung, Nikotin-, Alkohol- und Drogenkonsum, Sexualverhalten, aber auch psychische Bewältigungsstrategien gegen Stress und Unfallprävention.

Ein typisches Beispiel für solche Verhaltenstipps sind die zehn Vorschläge zur Verbesserung der Gesundheit, die 1999 durch das britische Gesundheitsministerium veröffentlicht wurden. Sie lauten wie folgt:

> »Rauchen Sie nicht. Achten Sie auf eine ausgewogene Ernährung mit reichlich Obst und Gemüse. Bleiben Sie körperlich aktiv. Bewältigen Sie Stress, indem Sie Probleme besprechen und sich Zeit zum Entspannen nehmen. Wenn Sie Alkohol trinken, dann nur in Maßen. Schützen Sie sich und ihre Kinder vor Sonnenbrand. Praktizieren Sie Safer Sex. Nehmen Sie Krebsvorsorgeuntersuchungen in Anspruch. Fahren Sie sicher und beachten Sie die Straßenverkehrsordnung. Lernen Sie das ABC der Ersten Hilfe« (The Stationery Office, 1999; Übersetzung F. S.).

Diese Tipps sind alle evidenzbasiert. Das heißt, zahlreiche Studien belegen, dass diese individuellen Verhaltensänderungen, wenn sie in großer Zahl umgesetzt werden, positiven Einfluss auf Morbidität und Mortalität der Bevölkerung insgesamt haben. Allerdings zeigt die Erfahrung auch, dass die Bereitstellung von Informationen und Verhaltenstipps allein oft nicht ausreicht, um die gewünschten Verhaltensänderungen zu erzielen, weil potenziell gesundheitsrelevante Verhaltensweisen nicht isoliert von den Lebensbedingungen betrachtet werden können.

Übertragen auf das Fluss-Gleichnis aus der Public-Health-Ausbildung bedeutet das: Menschen das Schwimmen beizubringen, ihnen also Gesundheitskompetenzen zu vermitteln, kann nur gelingen, wenn ihre Lebensumwelt mitbetrachtet wird. Sind die Umweltbedingungen zu widrig, können selbst die besten Schwimmer*innen nicht länger bestehen.

Bei Ausdauerathlet*innen sollte die Ausübung des Schwimmsports in natürlichen Gewässern eigentlich nicht zu massenhaften medizinischen Notfällen führen. Trotzdem passierte im September 2023 bei vielen Teilnehmer*innen eines Triathlons genau das. Wenige Stunden nachdem die Triathlet*innen 1.500 Meter durch einen flusswassergespeisten See geschwommen waren, klagten erste Athlet*innen über Durchfall und Erbrechen und mussten medizinisch versorgt werden (Ungoed-Thomas, 2023a). Der Vorfall in der südenglischen Grafschaft Kent blieb kein Einzelfall. Im Juli 2023 litten ebenfalls dutzende Teilnehmer*innen an einem Triathlon im nordenglischen Küstenort Sunderland unmittelbar nach dem Schwimmen unter Übelkeit und Diarrhö (Ungoed-Thomas, 2023b). Die britische Nationalauswahl konnte im Sommer 2023 ihre Vorbereitung für die Triathlon-Weltmeisterschaft wegen der schlechten Wasserqualität nicht wie geplant in der Irischen See absolvieren. Der Verband musste auf lokale Schwimmbäder für das Training zurückgreifen (Brown, 2023). Als im Frühjahr 2024 die Oxford-Ruderregatta stattfand, wurden die Teilnehmer*innen gewarnt, nach dem Rennen nicht schwimmen zu gehen und während des Rennens offene Wunden sorgfältig zu bedecken. Drei Ruderer der Mannschaft aus Oxford klagten nach dem Rennen trotzdem über einen Magen-Darm-Infekt (McLaughlin, 2024).

Die Ursache für die Verschmutzung der Flüsse und küstennahen Gewässer findet sich in der jahrzehntewährenden Privatisierungspolitik, die ihren Anfang in den 1980er Jahren unter der damaligen Premierministerin Margaret Thatcher nahm. Ein Musterbeispiel für die fatalen Folgen dieser Politik für die Trinkwasserversorgung und Abwasserentsorgung ist der Zustand des Wasserversorgers Thames Water. Thames Water bzw. deren Vorgänger versorgt die Londoner Bevölkerung seit dem 17. Jahrhundert mit Trinkwasser und ist seit den Reformen, die in der zweiten Hälfte des 19. Jahrhunderts ergriffen wurden, auch für die Abwasserentsorgung im Großraum London verantwortlich. 1904 wurde Thames Water verstaatlicht. 85 Jahre später wurde der Wasserversorger wieder privatisiert (Portes, 2022). Wenige Jahrzehnte nach der Privatisierung übertrafen deren negative Folgen die schlimmsten Befürchtungen ihrer Kritiker*innen bei Weitem. Dabei schien zunächst noch alles nach Plan zu laufen. In den 1990er Jahren, als die Infrastruktur noch in einem relativ guten Zustand war, wurde die Firma zur Gelddruckmaschine. Bereits am ersten Handelstag legten die Aktienkurse der privatisierten Wasserbetriebe um 40 Prozent zu (ebd.). Die Gebühren für die

15 Millionen Kund*innen im Großraum London konnten fast nach Belieben erhöht werden. Dringend notwendige Investitionen blieben hingegen aus. Investmentfonds und Bankenkonsortien rissen sich um das Unternehmen. Doch spätestens in den 2000er Jahren rächte sich die Vernachlässigung der Infrastruktur. 2006 wurde geschätzt, dass bereits 30 Prozent des Wassers durch Risse und Löcher im Leitungsnetz verloren gingen. Die Firma wechselte wiederholt die Besitzer. Milliarden flossen an Anteilseigner. Investitionen wurden auf das Allernötigste beschränkt (Plickert, 2024).

In den letzten Jahren wurde die Infrastruktur von Thames Water nicht länger nur von Leckagen heimgesucht, immer öfter wurden jetzt Abwasser ungeklärt in die Themse geleitet. Platzende Rohre führten zudem zu Überflutungen ganzer Stadtviertel, wie sie andernorts als Folge von Dauerregen und Sturmfluten auftreten. Zwar musste Thames Water für das Einleiten von Schmutzwasser Bußgelder entrichten und in geringem Umfang Gebühren an seine Kund*innen zurückerstatten. Diese Strafzahlungen lagen jedoch so niedrig, dass sie billigend in Kauf genommen wurden. Umfassende Investitionen in die Infrastruktur wären für die Firma sehr viel teurer gewesen. Im Sommer 2023 hat sich die Situation von Thames Water weiter verschärft. Das Unternehmen steht kurz vor der Pleite, die Abwassereinleitungen haben sich im Vergleich zum Vorjahr mehr als vervierfacht (Lawson, 2024). Von April bis Jahresende 2023 leitete Thames Water 6.590 Stunden lang Schmutzwasser in die Themse ein. Im selben Zeitraum des Vorjahres waren es 1.420 Stunden. Allein zwischen Weihnachten und Silvester 2023 bescherte Thames Water den Großraum London mit durchschnittlich 18 Stunden Schmutzwasser-Einleitung täglich (BBC, 2024). Die andauernde Einleitung von ungeklärtem Abwasser stinkt nicht nur zum Himmel, sie lässt sich auch mit bloßen Augen sehen. Im Örtchen Horley im Londoner Umland z. B. klagen Anwohner*innen, dass nach starken Regenfällen regelmäßig Kothaufen durch die beschaulichen Gässchen treiben, während die Angestellten von Thames Water verzweifelt versuchen, mit Sandsäcken die undichte Kläranlage abzusichern (Laville, 2024a).

Thames Water hat 18 Milliarden Pfund Schulden und einen gigantischen Investitionsbedarf. Der größte Wasserkonzern Großbritanniens gehört heute einem unübersichtlichen Konglomerat aus kanadischen und australischen Pensionsfonds, den Investmentfonds privater Universitäten, der staatlichen China Investment Corporation, dem Staatsfonds von Abu Dhabi und weiteren internationalen Hedgefonds, und steht unmittelbar vor dem Bankrott. Betreiber und Banken knüpften dringend benötigte Finanzspritzen an Bedingungen. Sie wollten die Gebühren für die Verbraucher*innen um 40 Prozent erhöhen. Zudem forderten sie geringere Strafen für Abwassereinleitungen und das Recht, weiterhin Dividenden an die Anteilseigner auszahlen zu dürfen. Die Regulierungsbehörde lehnte die Forderungen ab, sodass eine Verstaatlichung unausweichlich scheint (Lawson, 2024). Die Übernahme der Schulden und die anstehenden Renovierungskosten dürften nach ersten Schätzungen die Dividenden in Höhe von 56 Milliarden Pfund, die seit Beginn der Privatisierung von Thames Water an diverse Anteilseigner ausgeschüttet wurden, bei Weitem überschreiten (Laville, 2024b). Thames Water ist nur das bekannteste Beispiel für die fatalen Folgen der Wasserprivatisierung in Großbritannien. Die Bilanzen der kleineren Privatunternehmen, die die

Wasserversorgung im Rest des Landes betreiben, sind ähnlich katastrophal. Mit dem Ergebnis, dass 83 Prozent der englischen Flüsse heute als verschmutzt gelten (Horten, 2024).

Als sich im Sommer 2023 *The Great Stink* aus frühindustriellen Tagen an den englischen Stränden wiederholte und der Bevölkerung den Badeurlaub vermieste, zeigte sich wieder einmal, dass es aus Public-Health-Sicht eben nicht ausreicht, Menschen das Schwimmen beizubringen. Statt gesundheitsförderliche Lebensbedingungen auch gegen ökonomische Widerstände durchzusetzen, sollen die Gesellschaftsmitglieder resilient gemacht werden gegen die Zumutungen des Marktes (Graefe, 2019). Auf diese Weise wird der systemimmanente Widerspruch zwischen der Forderung an den Staat, durch die Privatisierung der Daseinsvorsorge die Kapitalakkumulation zu fördern, und seiner Aufgabe, die Bürger*innen vor den schlimmsten Auswirkungen einer entfesselten Ökonomie zu schützen, einseitig zu Lasten Letzterer aufgelöst. Doch der Versuch, Menschen immer resilienter gegen eine im Wortsinn toxische Umwelt zu machen – eine Umwelt, die menschengemacht ist und ergo auch wieder von Menschen verändert werden kann –, führt zwangsläufig in eine Sackgasse. So lange sich das nicht grundlegend ändert, stehen die Chancen gut, dass die Notdurft der Gäste des John Snow Pubs in der Londoner Broad Street auch weiterhin wie zu den Lebzeiten des Namenspatrons ungeklärt in die Themse geleitet wird.

Gouvernementale Gesundheit

Die Erfolge von Public Health bei der Bekämpfung von Infektionskrankheiten und der Verlängerung der Lebenserwartung haben die wirtschaftsliberalen Gewissheiten der frühkapitalistischen Gesellschaften erschüttert. Die liberale Idealvorstellung eines Nachtwächterstaats, der den tiefgreifenden gesellschaftlichen und ökologischen Umwälzungen von der Seitenlinie passiv zusieht, hatte sich bald schon als unpraktikabel erwiesen. Die proaktive Bekämpfung von Gesundheitsgefährdungen durch Hygiene-, Umwelt- und Arbeitsschutzmaßnahmen, aber auch durch eine umfassende Gesundheitsversorgung, folgte nicht nur dem Bedürfnis der abhängigen Beschäftigten nach Absicherung ihrer Lebensrisiken, sondern auch der unternehmerischen Einsicht, dass spätestens dann, wenn die Probleme wie im London der 1850er Jahre wortwörtlich zum Himmel stinken, ein Mindestmaß an Regulierung ihre Investitionen schützen kann: vor dem unkontrollierten Ausbruch von Infektionskrankheiten, vor ruinösem Wettbewerb und vor sozialen Unruhen.

Ein stabiles Gleichgewicht zwischen staatlicher Intervention und ökonomischer Freiheit wollte sich trotzdem nicht einstellen. Und so bleiben die Initiativen zu Förderung der öffentlichen Gesundheit bis heute von einem Grundkonflikt zwischen Kapital und Arbeit bzw. Profit und Gesundheitsschutz geprägt, den der Gesundheitswissenschaftler Hagen Kühn wie folgt beschreibt:

> »Die Präventionspolitik und die Sicherung gesundheitsfördernder Lebensbedingungen sind von Beginn an ein Kernbereich des gesellschaftlichen Selbstschutzes und ein Konfliktfeld dieses in den Strukturen der Marktgesellschaft angelegten Konfliktes. In den staatlicherseits zum Schutz der Gesundheit organisierten Public-Health-Dienste ist dieses widersprüch-

> liche Verhältnis institutionell geronnen. Sie sind dem Konflikt ausgesetzt zwischen dem ökonomischen System und dem Staat, dessen Handlungsfähigkeit von der Ökonomie abhängt, der aber dennoch die Gesellschaft vor ihr schützen muß. Der soziale Schutz reproduziert zwar auch das ökonomische System, muß diesem aber meist gegen seinen Widerstand aufgenötigt werden« (Kühn, 1993, S. 23).

Im Folgenden wird der Versuch dokumentiert, diesen Widerspruch aufzulösen, indem die Präventionsbemühungen staatlicher Institutionen durch den Aufruf zur individuellen Vorsorge ersetzt werden.

Der kontinuierliche Ausbau der sozialen Infrastruktur durch die öffentliche Hand in den frühzeitig industrialisierten Ländern ist in den 1970er Jahren in eine Rechtfertigungskrise geraten. Der Soziologe Wolfgang Streeck analysiert diese Entwicklung als eine einseitige Aufkündigung des Gesellschaftsvertrags der Nachkriegszeit. Streeck betont dabei, dass es nicht »die Massen« waren, »die dem Kapitalismus der Nachkriegszeit die Gefolgschaft versagten […], sondern das Kapital« (Streeck, 2013, S. 41). Folgen waren die Expansion von Märkten nach innen und außen, die Privatisierung von ehemals verstaatlichten Schlüsselindustrien und der Daseinsvorsorge sowie Kürzungen im sozialen Bereich.

Insbesondere der Umbau des Sozialstaats vom *welfare state* zum *workfare state* führte dazu, dass soziale Probleme nicht länger im Wirtschaftssystem oder der Sozialstruktur einer Gesellschaft, sondern in der Mentalität und den Verhaltensroutinen ihrer Mitglieder verortet wurden. Und diese würden durch falsche Anreize noch verstärkt. Sowohl vor der Einführung der Hartz-Reformen 2004 als auch in der aktuellen Debatte um Einschränkungen beim Bürgergeld 20 Jahre später wurde immer wieder darauf verwiesen, dass das Arbeitslosengeld zu hoch und der Bezug zu einfach sei. Auf diese Weise würde Menschen die Chance genommen, für sich selbst zu sorgen. Sie würden entmündigt und ihrer unternehmerischen Instinkte beraubt. Ähnliche Argumente wurden und werden regelmäßig mit Blick auf Gesundheit für eine (Teil-)Privatisierung der Krankenversicherung ins Feld geführt. Dieser Logik folgend leben Versicherte gesünder, wenn sie nicht nur pauschal über die Lohnnebenkosten, sondern individuell für ihre Gesundheitsversorgung bezahlen müssen. Denn aus der Perspektive der Arbeitskraftunternehmer*in lohne sich selbstschädigendes Verhalten, weil so für die fixen Investitionen (Sozialversicherungsbeiträge) möglichst viel variables *return on investment* (Gesundheitsdienstleistungen) garantiert sei.

Diese spezifische Denk- und Bearbeitungsweise gesellschaftlicher Problematiken konzipiert den Menschen als Arbeitskraftunternehmer bzw. als »Homo oeconomicus«. Der französische Philosoph Michel Foucault definiert das Menschenbild dieses »Homo oeconomicus« nicht länger als das eines wirtschaftlichen Akteurs, der auf einem Markt Dinge tauscht, um seine Bedürfnisse zu befriedigen, sondern als das eines Unternehmers, »der für sich selbst sein eigenes Kapital, sein eigener Produzent, seine eigene Einkommensquelle ist« (Foucault, 2004, S. 314).

Foucault hat sich Zeit seines Lebens mit der Analyse gesellschaftlicher Macht beschäftigt. In seinem Spätwerk standen dabei nicht länger repressive Formen der Machtausübung wie etwa die Disziplinarmacht im Vordergrund (Foucault, 1977), sondern ermöglichende Formen der Macht, wie die von ihm so bezeichnete Gouvernementalität. Mit Gouvernementalität beschreibt Foucault keine direkte, auf unmittelbaren Zwang rekurrierende Form der Machtausübung, sondern die indirekte Lenkung von Individuen wie auch der gesamten Gesellschaft (Gertenbach, 2007). Er subsumiert unter Gouvernementalität unterschiedliche Formen der Führung von Menschen, wobei sich Foucaults Konzeption von Regierung nicht nur auf das Handeln staatlicher Akteure und Institutionen bzw. auf das Politische im engeren Sinne bezieht. Vielmehr meint Regierung hier jede Form der Menschenführung, also auch in Schulen, Betrieben oder Vereinen. Des Weiteren werden unter dem Begriff der Regierung bei Foucault indirekte Formen der Verhaltenslenkung integriert. Dazu zählen z. B. auch Ratgeberliteratur und Informationskampagnen. Grundsätzlich gehören dazu aber z. B. auch die Art und Weise, wie Lebensmittel in Kantinen präsentiert werden, oder die Konzeption eines betrieblichen Gesundheitsmanagements.

> »Jenseits einer exklusiven politischen Bedeutung verweist Regierung also auf zahlreiche und unterschiedliche Handlungsformen und Praxisfelder, die in vielfältiger Weise auf die Lenkung, Kontrolle, Leitung von Individuen und Kollektiven zielen und gleichermaßen Formen der Selbstführung wie Techniken der Fremdführung umfassen« (Lemke et al., 2000, S. 10).

Foucault unterscheidet konzeptionell zwischen Herrschaftstechnologien und Technologien des Selbst. Dabei zielen Herrschaftstechnologien auf die Unterwerfung des Verhaltens von Individuen unter die von der jeweiligen Herrschaft verfolgten Zwecke. Technologien des Selbst hingegen sind in Foucaults eigenen Worten

> »Techniken, die es Individuen ermöglichen, mit eigenen Mitteln bestimmte Operationen mit ihren eigenen Körpern, mit ihren eigenen Seelen, mit ihrer eigenen Lebensführung zu vollziehen, und zwar so, daß sie sich selber transformieren, sich selber modifizieren und einen bestimmten Zustand von Vollkommenheit, Glück, Reinheit, übernatürlicher Kraft erlangen« (Foucault, 1984, S. 35f.).

Gouvernementalitätsstudien untersuchen die Wechselwirkungen zwischen Herrschaftstechnologien und Technologien des Selbst. Der Begriff Regierung bezieht sich in diesen Studien in der Regel nicht auf die Unterdrückung von Subjektivität, »sondern vor allem auf ihre ›(Selbst-)Produktion‹, oder genauer: auf die Erfindung und Förderung von Selbsttechnologien, die an Regierungsziele gekoppelt werden können« (Lemke et al., 2000, S. 29). Regierung in diesem Sinne verstanden schränkt also individuelle Freiheiten und Gestaltungsspielräume nicht nur deshalb nicht ein, weil dies auf weniger Widerstand stößt als repressive Maßnahmen, sondern weil es sich als ökonomischer erwiesen hat. Menschen sollen weder zu etwas gezwungen noch soll ihnen ihr Verhalten in allen Einzelheiten vorgeschrieben werden. Es geht vielmehr um ein »Regieren auf Distanz«, also um eine indirekte Anleitung, die durch vielfältige Maßnahmen bestimmte Verhaltensweisen und Denkmuster wahrscheinlicher, einfacher, naheliegender, attraktiver und gewinnversprechender werden lässt als andere.

Im Ergebnis organisiert am Ende das auf diese Weise angesprochene unternehmerische Selbst seinen Körper, seine Gesundheit, seine Psyche, sein Berufs- und Privatleben maximal effizient. Das heißt, es erzielt größtmöglichen Erfolg bei geringstmöglichem Einsatz von Ressourcen. Es definiert sich zudem darüber, dass es sich in einem steten Wettbewerb befindet, und dass alles, was es tut, eine Investition in sein Unternehmen, seine Ich-AG darstellt. Weiter- und Fortbildungen, Achtsamkeits- und Konzentrationsübungen, Sport und die Selbstvermessung des Körpers mithilfe von Tracking Devices, gesunde Ernährung, Vorsorgeuntersuchungen, ausreichender Schlaf: Das alles sind Investitionen in die eigene Gesundheit und gleichzeitig in Leistungsfähigkeit und Beschäftigungschancen auf dem Arbeitsmarkt. Darüber hinaus sollen sie Attraktivität garantieren, die wiederum bessere Chancen auf dem Beziehungsmarkt verspricht.

Allerdings konkurrieren diese Investitionen mit anderen gesellschaftlichen Anforderungen: z. B. der Beziehungsarbeit oder der Kindererziehung. Auch das Bedürfnis nach Entspannung, Erholung, Belohnung und Genuss sollte nicht dauerhaft vernachlässigt werden, auch wenn es mit der geforderten Leistungsorientierung in Konflikt gerät.

Bezogen auf die Frage nach der gesellschaftlichen Deutung von und Verantwortung für Gesundheit zeichnet sich die Konzeption des Menschen als unternehmerisches Selbst insbesondere dadurch aus, dass sie die strukturellen Ursachen für gesundheitliche Ungleichheit ausblendet und allein auf das sichtbare Verhalten als Erklärung für gesundheitliche Probleme zurückgreift. Die Fragen »Gesund oder krank?«, »Gefährdet oder gewappnet?« sind dann nur noch solche des eigenen Verhaltens und der eigenen Einstellung: Die vorgefundenen gesellschaftlichen Verhältnisse, gleich ob es sich um den Zustand des Arbeitsmarkts, des Wohnungsmarkts oder der Abwasserentsorgung handelt, werden hingegen als Faktoren interpretiert, an die sich die Subjekte proaktiv anzupassen haben.

> »Wer es an Initiative, Anpassungsfähigkeit, Dynamik, Mobilität und Flexibilität fehlen lässt, zeigt objektiv seine oder ihre Unfähigkeit, ein freies und rationales Subjekt zu sein. Der Abbau wohlfahrtsstaatlicher Interventionsformen ist begleitet von einer Restrukturierung der Regierungstechniken, welche die Führungskapazität von staatlichen Apparaten und Instanzen weg auf ›verantwortliche‹, ›umsichtige‹ und ›rationale‹ Individuen verlegt« (ebd., S. 30).

Fleischfreiheit

Die Vorstellungen von einem umsichtigen und rationalen Subjekt, das sich für seine Gesundheit und sein Lebensglück alleinverantwortlich zeigt, findet sich idealtypisch in der Diskussion um die richtige Ernährungsweise. Zugleich zeigt die öffentliche Debatte um die Frage, wie sich Menschen ernähren sollen, beispielhaft die Grenzen der gouvernementalen Subjektivierung auf. Anders als in der zugespitzten öffentlichen Debatte oft nahegelegt wird, gibt es keinen staatlichen Zwang, sich in einer bestimmten Weise zu ernähren. Wohl aber haben staatliche und zivilgesellschaftliche Kampagnen, Werbeverbote und Warnhinweise einen aktiven Beitrag geleistet, das Bewusstsein für die negativen Folgen einer fett-

und zuckerhaltigen Ernährungsweise in den Köpfen der Menschen zu verankern. Und die in vielen Ländern eingeführten Steuern auf als ungesund klassifizierte Lebensmittel unterstützen die Entscheidung zur Ernährungsumstellung zusätzlich durch einen ökonomischen Anreiz. Auch als Ergebnis dieser Anstrengungen ist die persönliche Identifikation mit einem spezifischen Ernährungsstil heute weiter verbreitet denn je. Mehr noch: Die individuelle Ernährungsweise ist für viele Menschen fester Bestandteil der eigenen Identität geworden.

»Der Mensch ist, was er isst.« Das berühmte Zitat des Philosophen Ludwig Feuerbach war Ausdruck seiner materialistischen Weltanschauung, dass das gesellschaftliche Sein das Bewusstsein bestimmt, und seiner Kritik an der idealistischen Vorstellung, dass sich die menschliche Wirklichkeit allein im Geist abspielt. Feuerbachs Bonmot ist aktuell, wenn auch in leicht abgewandelter Form als »Du bist, was Du isst« wieder omnipräsent. Doch die Bedeutung hat sich geändert. »Du bist, was Du isst« ist heute meist wenig mehr als ein Aufruf, sich wahlweise vegan, glutenfrei, nachhaltig, regional, fair, kalorienarm, gesund, figur- und umweltbewusst zu ernähren. Aber auch denjenigen, denen Zeit und Muße fehlen, aus ihrer Ernährungsweise eine Lebensphilosophie oder eine Ersatzreligion abzuleiten, macht die Lebensmittelindustrie mit freundlicher Unterstützung der Politik ein attraktives Angebot. Eine Vielzahl von Labeln soll Verbraucher*innen dabei helfen, bei der Lebensmittelwahl eine in jeglicher Hinsicht richtige Auswahl zu treffen. Der Nutri-Score z. B. soll den Verbraucher*innen die Frage beantworten, ob ein Lebensmittel in der jeweiligen Produktkategorie vergleichsweise wenig bzw. viel Salz, Fett oder Zucker beinhaltet, ob also Schokoriegel A »gesünder« ist als Schokoriegel B, Chipstüte C dem Cholesterinspiegel und dem BMI zuträglicher ist als Chipstüte D und daher ohne schlechtes Gewissen verzehrt werden kann. Mit den Bio-Labeln schließlich vergewissern sich die Konsument*innen, dass sie mir ihrer Ernährung nicht nur etwas für ihre Gesundheit, sondern auch für den Umweltschutz getan haben. Mit der Regional-Etikettierung und dem Herz für Erzeuger wird ihnen garantiert, dass ihr Essen keine weiten Wege zurückgelegt hat und dass die Landwirt*innen aus der Region unterstützt werden. Den Tierschutz sichert das Tierwohl-Label und mit dem Fairtrade-Siegel wird der Gerechtigkeit für den globalen Süden Genüge getan. Die Politik verbietet und bevormundet nicht, die Konsument*innen selbst treffen die Entscheidung, was sie kaufen, und damit auch, wer sie sein wollen: ignorante Tierquäler*innen und Klimasünder*innen ohne Herz für Erzeuger*innen und die Finanzierungsprobleme der Krankenkassen – oder Tiere, Landwirte und die Umwelt sowie die eigene Gesundheit liebende, verantwortungsvolle Gutmenschen. Wenn sie sich für Letzteres entscheiden, haben sie sich einerseits den gesundheits- und gesellschaftspolitischen Imperativen unterworfen, sie haben das getan, was sie tun sollen, sie haben es aber nicht aus Angst vor Repressionen und – zumindest nicht ausschließlich – aus Angst vor gesundheitlichen Gefahren getan: Vielmehr ist die Entscheidung, den eigenen Lebensstil zu ändern, Teil ihrer Persönlichkeit, ihrer Individualität, ihres Selbstbildes geworden.

Allerdings ist das eingangs beschriebene Modell der gouvernementalen Verhaltenslenkung, die auf Zwang weitestgehend verzichtet, mittlerweile selbst in eine schwere Krise geraten. Verhaltensempfehlungen im Bereich Ernährung, die im öffentlichen Diskurs über staatliche und zivilgesellschaftliche Kampagnen oder auf den erwähnten Labels vermittelt werden und diese z. B. als ethisch, ökologisch nachhaltig und gesundheitsförderlich ausweisen, werden zunehmend für ihren anmaßenden Charakter kritisiert.

> »Ich schäme mich nicht dafür, dass ich die Leute vertrete, die mit einem Verbrennungsmotor unterwegs sind, Nackensteak essen und fleißig sind. Diese Leute sind das Rückgrat unserer Gesellschaft. Und mit ihnen zusammen und nicht gegen sie möchten wir als Union in die Zukunft gehen«,

kommentierte der damalige CDU-Fraktionsvorsitzende Ralph Brinkhaus die aktuellen Debatten um Klimaschutz und gesunde Ernährung (RND, 2020). Wäre Brinkhaus dem eingangs skizzierten gouvernementalen Manuskript gefolgt, hätte er eigentlich alles daran setzen müssen, durch empathische Überzeugungsarbeit und ein paar sanfte Stupser mit den Mitteln der Angebotspolitik seine Klientel davon zu überzeugen, im Sinne der eigenen physischen und psychischen Gesundheit stärker auf die Work-Life-Balance zu achten, sich weniger ungesund zu ernähren, die durch Massentierhaltung und Individualverkehr belastete Luft sowie Wasser und Boden durch alternativen Konsum zu schonen und so das Klima zu schützen. Eine solche Politik hätte dem Versuch entsprochen, die Anpassung der Bevölkerungsmehrheit an sich wandelnde Umweltbedingungen mit den Mitteln einer gouvernementalen Regierungskunst zu moderieren, ohne den gesellschaftlichen Status quo grundsätzlich infrage zu stellen, und vor allem, ohne das Geschäftsmodell von besonders toxischen Industrien aktiv zu regulieren.

Doch diese in den letzten Jahrzehnten eigentlich routiniert eingeübte politische Kommunikation ist selbst in eine Krise geraten. Der eingangs beschriebene Politikstil wird in Großbritannien und den USA schon länger mit dem Begriff der Nanny, also dem Kindermädchen, in Verbindung gebracht. Libertäre und konservative Kritiker*innen sprechen vom *nanny state*, der ihnen das Rauchen, fettes Essen, schnelles Autofahren, billigen Alkohol sowie Süßigkeiten und Softdrinks austreiben will. Auch Brinkhaus scheint sich diese Kritik zu Herzen genommen zu haben. Sein Kalkül: Wenn er den fleißigen Nackensteak-Fans schon nichts anzubieten hat, so will er ihnen doch zumindest nicht durch wohlmeinende Ratschläge und freundschaftliches Anstupsen auf die Nerven gehen und riskieren, dass sie sich den Anbietern der politischen Konkurrenz zuwenden. Indem Brinkhaus hier jede – auch indirekte Form – der Verhaltenssteuerung zurückweist, konterkariert er aber z. B. auch die Interessen der Arbeitgeberverbände, die an einer Senkung des Krankenstandes und der Lohnnebenkosten interessiert sind.

Dass Brinkhaus mit seiner Haltung nicht allein ist, zeigt sich insbesondere in den Debattenbeiträgen zur Ernährungspolitik. Markus Söder, Friedrich Merz, Alice Weidel, Sahra Wagenknecht, Gerhard Schröder, Hubert Aiwanger, Wolfgang Kubicki und viele andere Politiker*innen haben das Recht der Bürger*innen auf preiswerte Schnitzel, Nackensteaks, Currywürste und andere Klassiker der karnivoren Küche in Bierzelten, auf Parteitagen, in Bundestagsdebatten und Fernsehtalkshows mit Leidenschaft verteidigt.

Aber die genannten Politiker*innen haben noch etwas gemeinsam. Sie alle haben wiederholt das Bürgergeld kritisiert. Fehlende Sanktionen verleiteten zur Faulheit, Geflüchtete aus aller Welt würden durch die üppigen Leistungen angelockt, Jugendliche an eine Kultur der Abhängigkeit gewöhnt. Insgesamt sei das Bürgergeld viel zu großzügig bemessen, sodass sich das Aufstehen am Morgen für die hart arbeitenden, Steuern zahlenden (und Nackensteak essenden) Menschen in diesem Land gar nicht mehr lohne.

Daher scheint es aus Sicht der genannten Politiker*innen nur konsequent, dass »das Recht auf Fleisch« nicht für Bürgergeldempfänger*innen gilt. Ansonsten hätten sie die Erhöhung des Bürgergelds loben müssen und nicht kritisieren dürfen. Und sie hätten den Bestrebungen nach einer Rückkehr der Totalsanktionen eine Absage erteilen müssen, statt mehr davon zu fordern. Schließlich ging der Fleischkonsum zwischen 2021 und 2022 um fast ein Zehntel zurück. Dieser plötzliche Rückgang war aber nur zu einem kleinen Teil auf den langfristigen Trend zu fleischarmer Ernährung zurückführen. Einen erheblichen Anteil an dieser Entwicklung hatten die rasant steigenden Preise (SPIEGEL Online, 2023). Die Lebensmittelpreise sind in den Jahren 2022 und 2023 um insgesamt 27 Prozent gestiegen, das Bürgergeld ist im selben Zeitraum von 446 auf 502 Euro für eine alleinstehende Person erhöht worden und damit gerade einmal um 12,5 Prozent. Die Erhöhung auf 563 Euro im Jahr 2024 hat den fehlenden Inflationsausgleich lediglich nachgeholt, ihn in Bezug auf die Lebensmittelpreise aber nicht einmal ausgeglichen (Aust & Schabraum, 2023). Schon vor der aktuellen Inflationswelle waren die Lebensmitteltafeln, die ursprünglich einmal Obdachlosen vorbehalten waren, mit der steigenden Nachfrage überfordert. Mittlerweile sind mehr als zwei Millionen Rentner*innen, Bürgergeldempfänger*innen, Alleinerziehende und Geringverdiener*innen auf die Einrichtungen angewiesen. Fleisch und Wurst waren hier schon immer Mangelware. Weil den Tafeln aber auch alle anderen Lebensmittel ausgehen, verhängen immer mehr Einrichtungen Aufnahme-Stopps. Währenddessen nimmt die Ernährungsunsicherheit in Deutschland weiter zu. Rund anderthalb Millionen Menschen gelten nach Angaben der Deutschen Gesellschaft für Ernährungsmedizin hierzulande als mangelernährt, unter ihnen mehr als eine halbe Million Kinder (DGEM, 2020).

Dass es den Verteidiger*innen der Fleischfreiheit keinesfalls darum geht, allen Menschen unabhängig von ihrer sozialen Lage eine selbstbestimmte Auswahl am Lebensmittelregal zu garantieren, zeigt sich schon länger in den USA. Im Mutterland der Kulturkämpfe zählt die Verteidigung von Hamburgern, Hotdogs und Steaks gegenüber einer vermeintlich »woken« Elite schon länger zum Standard-Repertoire von Konservativen und Libertären. Waren deren Gegner*innen in der Vergangenheit vor allem Expert*innen aus Medizin und Public Health, die vor einem zu hohen Fleisch- und Zuckerkonsum aus gesundheitlichen Gründen warnten und ein ausgewogeneres Schulessen sowie Steuern auf zucker- und fetthaltige Lebensmittel forderten, sind in den letzten Jahren Klima-Aktivist*innen dazugekommen, die den hohen Fleischkonsum vor allem aus ökologischen Gründen infrage stellen. Das Recht auf Fleisch zu verteidigen, das – wenig überraschend – von niemanden mit auch nur entferntem Zugang zu Macht ernsthaft infrage gestellt wird, gehört jedenfalls schon lange fest zum Kanon konservativer Kulturkämpfer*innen in den USA. Jede*r, der ins Weiße Haus oder eine der landesweiten 50 Governor's Mansions einziehen möchte, muss im Wahlkampf öffentlichkeitswirksam in Hotdogs, Corndogs, Steaks oder Hamburger beißen. Und längst nicht bei allen Politiker*innen wirkte dieser Teil der Inszenierung als volksnahe Person zum Anfassen immer besonders glaubwürdig.

Ob die Gouverneurin von Iowa, Kim Reynolds, auch privat am liebsten Burger und Steaks isst, ist nicht bekannt. Aber als Regierungschefin eines Agrarstaats setzt sich Kim Reynolds für die Interessen der Fleischindustrie ein. Dafür, dass auch Menschen mit geringem Einkommen Zugang dazu haben? Eher nicht. Der Bundesstaat Iowa hat viel Geld investiert, um ein Verifikationssystem zu installieren, das Ansprüche auf Essensmarken und den Zugang zur Krankenversicherung für Geringverdiener*innen erschweren soll, indem es den Bezug dieser Leistungen an einen besonders strengen Arbeitszwang knüpft. Die Lebensmitteltafeln im Bundesstaat befürchten deswegen neuen Zulauf, besonders von Familien mit Kindern (Gruber-Miller, 2023). Aber immerhin setzt sich Reynolds auch dafür ein, dass junge Menschen frühzeitig Verantwortung übernehmen und selbst Geld für sich und ihre Familien verdienen können. Schließlich habe sie ja selbst in ihrer Jugend als Babysitterin gearbeitet und später im College gekellnert. Damit auch andere Kinder und Jugendliche in Iowa in den Genuss dieser Erfahrung kommen können, sollen sie in größerem Umfang als bisher arbeiten dürfen (Akin & Gruber-Miller, 2023). Gleichzeitig werden, wie in vielen anderen Bundesstaaten auch, die Strafen für die Beschäftigung Minderjähriger gesenkt. Das gefällt der Fleischindustrie, die händeringend Arbeitskräfte sucht, und so übernehmen jetzt 14-Jährige Nachtschichten in Schlachthöfen, waten durch kniehohe Fleischabfälle, hantieren mit schwerem Gerät. Sie dürfen das jetzt ganz offiziell bis zu sechs Stunden pro Tag und bis in die späten Abendstunden (Eller, 2023). Todesfälle und schwere Verletzungen von Kindern in anderen Bundesstaaten mit ähnlichen Bestimmungen haben Reynolds nicht davon abgehalten, das Gesetz zu unterzeichnen (Dreier, 2023). Doch obwohl sich Gouverneurin Reynolds als Verfechterin des Rechts auf Fleischfreiheit und Kinderarbeit in Fleischfabriken inszeniert und dabei gern im Cowboy-Look ablichten lässt, steht ihr auch das Nanny-Kostüm ganz gut. Denn wenn es um die Gesundheit der Kleinsten geht, dann darf selbst im freiheitsliebenden Iowa in die Ernährungsautonomie von Familien eingegriffen werden. Die Bundesregierung in Washington bot dem Bundesstaat 29 Millionen Dollar an, um damit Kinder aus armen Familien, die einen Anspruch auf kostenloses Schulessen haben, in den Sommerferien mit elektronischen Lebensmittelgutscheinen zu versorgen. Reynolds lehnte ab. Ihre Begründung: Mit den Gutscheinen könnten auch ungesunde Lebensmittel gekauft werden, die womöglich zu einer Gewichtszunahme führen könnten (Des Moines Register, 2023).

Gesundheit als leerer Signifikant

Als *red meat* bezeichnet man in der politischen Kommunikation in den USA die derben Sprüche gegenüber dem politischen Gegner, aber auch die mehr oder weniger unverhohlenen Beleidigungen von ethnischen oder sexuellen Minderheiten bei Wahlkampfveranstaltungen. Das rote

Fleisch wird den gierigen Massen, die den Reden lauschen, zum Fraß hingeworfen wie den Raubtieren im Zoo. Menge und Qualität des Fleischangebots hängen davon ab, wie extrem und sprachlich versiert die Redner*innen sind. Die politische Rhetorik hat sich nicht nur in den USA in den letzten Jahren radikalisiert. Die Hundepfeife, die versteckte Andeutung, die nur die Eingeweihten hören können, wurde durch das Megafon abgelöst, das unmöglich zu ignorieren ist. Die Verschiebung des politischen Diskurses nach rechts hat aber nicht nur die politische Rhetorik verschärft, sie hat auch eine Strömung gestärkt, die es zwar in Ansätzen auch in Europa gibt, die sich aber vor allem in den USA und zuletzt mit dem Wahlsieg des argentinischen Präsidenten Javier Milei auch in Lateinamerika profiliert hat. Diese neue Rechte stellt den Begriff der Freiheit in den Mittelpunkt.

Freiheit ist ebenso wie z. B. Gerechtigkeit ein Begriff, der sich, dem Ansatz des Politikwissenschaftlers Ernesto Laclau folgend, als leerer Signifikant definieren lässt (Laclau, 2013). Unter einem leeren Signifikanten versteht Laclau allgemeingültige Begriffe, unter denen verschiedene Konzepte und Bedeutungen miteinander verbunden bzw. absorbiert werden können. Die Auseinandersetzung darum, welche dieser Deutungen hegemonial wird, prägt den politischen Diskurs. Wie beliebig Begriffe wie Freiheit oder Gerechtigkeit verwendet werden, zeigt sich auch daran, dass politische Parteien jeder ideologischen Couleur sie in Großbuchstaben auf Wahlplakaten drucken und sich mit ihnen in Wahlkampfreden schmücken. Ziel dieser politischen Akteure ist es, diese Begriffe erfolgreich mit den eigenen Inhalten zu füllen, um auf diese Weise Deutungshoheit in der politischen Kommunikation durchzusetzen.

In den USA hat die libertäre Bewegung den Begriff der Freiheit traditionell in den Mittelpunkt gestellt. Libertäre in den USA treten für einen Minimalstaat ein. Sie lehnen dabei nicht nur (hohe) Steuern und sozialstaatliche Umverteilung, Umweltauflagen, Quotenregelungen und Antidiskriminierungsbestimmungen ab. Sie fordern auch die Legalisierung von Drogen, offene Grenzen für Waren und Menschen, sexuelle Selbstbestimmung, das Recht auf Abtreibung sowie die Garantie von Meinungs-, Versammlungs- und Religionsfreiheit. Außerdem stehen sie jedem Versuch, supranationale Strukturen zu schaffen und damit nationalstaatliche Souveränität auszuhebeln, ablehnend gegenüber. Vor allem im letzten Punkt unterscheiden sich libertäre Positionierungen diametral von neoliberalen Positionen (Slobodian, 2019, 2023).

Doch diese Positionierungen weichen zunehmend auf. Was Politiker*innen und politische Aktivist*innen der amerikanischen Rechten heute unter Freiheit bzw. Libertarismus subsumieren, ist hochselektiv. Klassisch libertäre Positionen in Wirtschaftsfragen, wie die Deregulierung und die Abschaffung des Sozialstaats, werden mit der Forderung nach geschlossenen Grenzen für Menschen, Zollschranken für Waren und Dienstleistungen, den Ausbau des Repressionsapparats, der Forderung nach Todesstrafen für Drogendealer*innen, dem Verbot von Abtreibungen, Einschränkungen der Familienplanung sowie der Förderung ethnischen Nationalismus und christlicher Vorherrschaft kombiniert.

Dass selbsternannte Libertäre und Anarchokapitalist*innen sich neuerdings offen gegenüber der Kombination aus wirtschaftsliberalen und konservativen gesellschaftspolitischen Positionen zeigen, hat auch damit zu tun, dass sie ganz genau wissen, dass die reine libertäre Lehre niemals hegemonial geworden wäre. Jedenfalls solange Bevölkerungsgruppen an der demokratischen Willensbildung beteiligt werden, die von einem Minimalstaat nur materielle Nachteile haben. Wirtschaftsliberalismus lohnt sich für die meisten einfach nicht. Ohne rotes Fleisch, ohne Ressentiments, ist das Programm nicht populär, wie sich an der Ablehnung der großen Mehrheit der Republikaner*innen von Positionen zeigt, die, wie etwa die Förderung des Freihandels oder die Privatisierung der Sozialversicherung, bis vor Kurzem noch zentraler Bestandteil der Parteiideologie waren.

In seinem Buch *Dying of Whiteness* geht der US-amerikanische Psychologe Jonathan Metzl (2019) der Frage nach, warum vor allem weiße US-Amerikaner*innen in ländlichen Regionen scheinbar gegen ihre ökonomischen und gesundheitlichen Interessen handeln, wenn sie Politiker*innen wählen, die sich gegen den Ausbau sozialer Sicherungssysteme und einer öffentlichen Gesundheitsversorgung aussprechen, öffentliche Schulen kaputtsparen wollen und jede Form der Regulierung von Schusswaffen ablehnen. Die Gründe sieht Metzl in einer Politik, die ethnische Ressentiments für sich zu nutzen weiß, indem sie betont, dass die sozialen Wohltaten am Ende auch »den anderen« und damit »den Falschen« zugutekommen. Im Fall der Schusswaffen geht es dann vor allem darum, sich gegenüber »den anderen« verteidigen zu können.

Die Ablehnung einer mit Femininität assoziierten Gegenwart, die sich im Kontext der Gesundheitsförderung hinter der Figur der Nanny verbirgt, und der Wunsch nach der Rückkehr zu einem unbefleckten Ursprung, steckt auch hinter der Popularität von Paleo-Diäten. Die Idee einer Paleo-Diät ist, so zu essen wie in der Steinzeit, in der Annahme, dass es sich dabei noch um eine natürliche, von den schädlichen Einflüssen der Zivilisation unbefleckte Ernährungsweise gehandelt habe. Zur Paleo-Diät zählen Fleisch, Fisch und Meeresfrüchte, Gemüse, Obst und Nüsse, aber kein Getreide, kein Zucker und auch keine Milchprodukte. Die Steinzeit-Diät soll den Körper reinhalten von den Einflüssen der Moderne, ihn stark machen für den Kampf auf dem Schlachtfeld des Lebens. Eine Idee, die besonders Maskulinisten begeistert. So praktiziert auch der eingehend erwähnte Tech-Unternehmer, politische Aktivist und Langlebigkeitsenthusiast Peter Thiel die Paleo-Diät, ebenso wie Brian Johnson. Brian Johnson mit »i«, nicht zu verwechseln mit dem bereits erwähnten Bryan Johnson von der Verjüngungsolympiade, dessen Firma Blueprint seinen Anhänger*innen getrocknete Blaubeeren und Nüsse verkauft: Der isst vegan (s. Kapitel »Live and let die«).

Brian Johnson mit »i«, auch bekannt als »The Liver King«, isst hingegen nicht nur viel Fleisch und zwar besonders gerne Innereien, er verzehrt es auch roh. In seinen Videos zeigt sich Brian vorzugsweise dabei, wie er mit freiem Oberkörper rohe Fleischinnereien verschlingt und Gewichte stemmt. Seiner Kundschaft verkauft er Nahrungsergänzungsmittel, in denen angeblich alle wertvollen Substanzen aus den tierischen Innereien enthalten sind, und verdient damit sehr viel Geld. In seinen Videos präsentiert er sein riesiges Anwesen und seine vielen großen Autos. Als herauskam, dass »The Liver King« seine Muskelberge nicht in erster Linie Krafttraining und roher Leber zu verdanken hat, sondern dass er viel Geld in Steroide investiert hat, hat das seiner Popularität zwar geschadet (Vinokour, 2024), die Verbindung von Männlichkeit mit Fleischkonsum, Fleischverarbeitung und der Fleischzubereitung, vorzugsweise auf offenem Feuer, bleibt aber so oder so ein gesellschaftlich relevanter Topos (Winter, 2021).

Aber auch die vegane Rohkost-Diät von Bryan Johnson kann an hegemoniale Vorstellungen von Männlichkeit anschließen, dafür muss sie allerdings an die richtigen Narrative andocken. Grundsätzlich steht die vegane Männlichkeit nämlich unter Rechtfertigungsdruck. Deshalb werden nicht Aspekte der Nachhaltigkeit oder tierethische Motive, sondern vermeintliche Leistungsvorteile der veganen Ernährung beim Sport in den Mittelpunkt gestellt. Auch Bryan Johnson begründet seine vegane Ernährungsweise nicht mit Tierschutz, Klimaschutz, Ressourcenverbrauch oder Nachhaltigkeit, obwohl man glauben könnte, dass ihn diese Themen interessieren müssten. Schließlich will er ja noch viele Jahrhunderte auf diesem Planeten verbringen. Doch Bryan rechtfertigt seine vegane Ernährung ausschließlich mit dem optimalen Output für seine geplante Lebenszeitverlängerung.

Trotz ihrer entgegengesetzten Ernährungsphilosophien haben Brian und Bryan Johnson aber auch viele Gemeinsamkeiten. Sie verkaufen beide überteuerte Nahrungsergänzungsmittel, die das Leben verlängern sollen, deren Wirksamkeit sie aber nicht belegen können. Und sie sind beide davon überzeugt, dass alle Probleme im Leben durch die richtigen Lifehacks korrigiert werden können.

> »Die Johnsons glauben, dass alle Probleme im Leben eines Menschen aus individuellen Entscheidungen resultieren. Wenn man seine Ernährung, sein Workout und seinen Schlaf-

> rhythmus in Ordnung bringt, kann man schädigenden Impulsen widerstehen, praktisch ewig leben und mit den schlimmsten Aspekten des modernen Lebens brechen. Das bedeutet allerdings auch, dass es keinerlei Solidarität mit anderen oder Veränderungen im soziopolitischen Rahmen bedarf. Wichtig ist nur das ›Ich‹« (Vinokour, 2024).

Die Vielfältigkeit und die offensichtliche Widersprüchlichkeit der diversen Ernährungsweisen, der zahllosen Wundermittel, ob als Spritze oder in Pillenform, ob Arznei- oder Nahrungsergänzungsmittel, die Entspannungs-, Bewegungs- und Atemtechniken, die positiven Denkübungen und ihre flexible Zuordnung zu widersprüchlichen und inkonsistenten Ideologieversatzstücken geben Hinweise darauf, dass auch Gesundheit ein leerer Signifikant ist. Gesundheit erfüllt die gleichen Voraussetzungen wie Gerechtigkeit und Freiheit. Es ist ein Begriff, der universal als positiv angesehen wird. Wer möchte nicht frei sein, wer möchte nicht, dass es gerecht zugeht, wer möchte nicht gesund sein? Und Gesundheit ist wie Gerechtigkeit und Freiheit in der gesellschaftlichen Wahrnehmung ein Zustand, den es nicht nur ohne Einschränkungen anzustreben gilt, sondern der auch niemals abgeschlossen ist. Man kann – und sollte – immer noch gerechter, freier und gesünder leben bzw. werden. Vor allem aber lässt sich unter Gesundheit alles subsumieren, was der jeweiligen Weltanschauung und den jeweiligen Geschäftsinteressen dient. Der Prämisse folgend, dass Gesundheit universal als etwas Positives und Erstrebenswertes angesehen wird, lässt sich mit ihrer Hilfe jedes gewünschte Narrativ konstruieren und jedes beliebige Produkt verkaufen.

Jede der in diesem Buch erwähnten Lesarten von Gesundheit mag der einen und dem anderen individuell dabei geholfen haben, das eigene Leben besser in den Griff zu bekommen, sich wohler in der eigenen Haut zu fühlen, leistungsfähiger, entspannter, erfolgreicher und zufriedener durchs Leben zu gehen. Bei einigen von ihnen wird sich dieser Effekt mit der Zeit abgeschwächt haben und einer tiefen Enttäuschung und Frustration gewichen sein. Wofür sich dann viele selbst die Schuld gegeben haben dürften. Denn an der Therapie kann es nicht gelegen haben, die hat bei den anderen ja schließlich auch funktioniert.

Der gesellschaftliche Optimierungsimperativ produziert unablässig Paradoxien. Z. B. wenn wir nach einem langen Arbeitstag endlich gemütlich auf dem Sofa liegen und uns nicht entspannen können, weil wir ein schlechtes Gewissen haben, dass wir schon wieder nicht zum Achtsamkeitstraining gegangen sind. Und vielen dürfte der Spaß daran, sich zu bewegen oder gutes Essen einfach zu genießen, spätestens dann abhandenkommen, wenn ihnen ihre Ernährungs-App mitteilt, dass sie schon wieder zu viele Kohlenhydrate konsumiert haben, und ihre Fitness-App ihnen vorrechnet, dass sie sich diese Woche weniger bewegt haben als die Woche zuvor.

»Wir betäuben Frauen mit konsumorientierter Selbstfürsorge«, kritisiert die Journalistin Rina Raphael, die selbst viele Jahre viel Lebenszeit und Geld in Wellness-Angebote investiert und dann viele weitere Jahre viele Zeilen über Wellness-Trends verfasst hat. Irgendwann hat Raphael für sich festgestellt, dass alle Wellness-Offerten der Welt nichts daran ändern können, dass die an sie gestellten Anforderungen sie überfordern. Ihre Erfahrungen hat sie in ihrem Buch *The*

Gospel of Wellness (2022) zusammengefasst und bringt sie im Gespräch mit dem *Guardian* wie folgt auf den Punkt:

> »Man ist nicht gestresst, weil man nicht genug Yoga macht oder zu wenig Schaumbäder nimmt. Es gibt andere, wichtigere Gründe, warum man sich gestresst fühlt. Vielleicht liegt es daran, dass Sie keinen Anspruch auf Mutterschaftsgeld haben. Vielleicht liegt es daran, dass Ihr Chef Ihnen nach 18 Uhr E-Mails schickt. Vielleicht liegt es daran, dass Ihr Partner Ihnen nicht bei der Arbeit zu Hause hilft. Das sind die Dinge, die unter den Teppich gekehrt werden, und stattdessen sagt man Ihnen, dass Sie sich allein um die Probleme kümmern müssen« (Raphael, zit. n. Rowland, 2023; Übersetzung F.S.).

In eine ähnliche Richtung argumentiert die Soziologin Colleen Derkatch, die für ihr Buch *Why Wellness sells* (2022) Interviews mit Wellness-Konsument*innen geführt hat. Wellness stellt aus ihrer Sicht kollektive soziale Missstände als Probleme dar, die individuell durch angepasstes Konsumverhalten lösbar seien. Allerdings vermutet Derkatch, dass der Beitritt zu einer Gewerkschaft einen größeren Beitrag zur Lösung dieser Probleme leisten würde als das Herunterladen einer weiteren Meditations-App (Rowland, 2023).

Anderen Wellness-Kund*innen dürften die vielen Gesundheitstipps ganz unmittelbar geschadet haben. Das gilt vor allem dort, wo die wohlklingende Wellness-Ideologie mit düsteren Verschwörungstheorien schwanger geht. Das Phänomen, auch als *conspirituality* bezeichnet, lässt Menschen zu Pferdeentwurmungsmitteln gegen Corona und zu Heilsteinen und Rizinusöl gegen Krebserkrankungen greifen – mit lebensgefährlichen Folgen. Unabhängig aber von der Frage nach ihrer Erfolgsquote und ihrem weltanschaulichen Hintergrund haben die vielen Gesundheitsangebote sehr viele Menschen ärmer und sehr wenige Menschen sehr reich gemacht. Und sie haben noch etwas gemeinsam: Sie alle denken Gesundheit individuell und nicht als soziales Verhältnis. Damit aber sind sie alle Vertreter ein und derselben Metaideologie: Healthismus.

Solidarische Gesundheit – ein Fazit

> »Selbstverständlich ist eine Gesellschaft schweinisch, die einerseits für ihre Spitzensportler Laufschuhe mit eingebauten Dämpfungscomputern bereitstellt, andererseits aber alten Frauen mit Glasknochen die Zuzahlung zum sicheren Rollstuhl verweigert und einen Pflegenotstand erträgt, für den sich tollwütige Affenhorden schämen müßten.«
>
> *Dietmar Dath (2008, S. 13)*

Gesundheit als soziales Verhältnis zu denken, bedeutet, die gesellschaftliche Funktion von Gesundheit zu analysieren: Wie wird Gesundheit gesellschaftlich gerahmt? Was wird unter Gesundheit hegemonial verstanden? Wie und durch wen wird diese Bedeutung instrumentalisiert und wer profitiert davon?

Am Ende unserer Auseinandersetzung mit Healthismus lässt sich festhalten, dass Gesundheit in gegenwärtigen Gesellschaften in erster Linie ein Konsumgut ist. Ein Produkt, das von unterschiedlich exklusiven Anbietern in allen denkbaren Preisklassen bereitgehalten wird. An der Spitze der Gesundheitspyramide steht die (vage) Aussicht auf exklusive Langlebigkeit, für die jeder Fantasiepreis abgerufen werden kann. Danach folgen Highend-Wellness, Boutique-Fitnessstudios, Discount-Fitnessstudios, Nahrungsergänzungsmittel, Motivationsbücher und YouTube-Tutorials, und am unteren Ende steht die *amazen*-Kabine: eine ausrangierte Telefonzelle in einer riesigen Lagerhalle (s. Kapitel »Wellness im Silicon Valley«).

Gesundheit in spätkapitalistischen Gesellschaften ist aber mehr als ein gigantisches Warensortiment für jeden Geldbeutel und jeden Geschmack. Gesundheit ist stärker als früher zum Statussymbol und Distinktionsmittel geworden. Gesundheit erlaubt es uns, uns über andere zu erheben, ohne den erhobenen Zeigefinger der politischen Correctness fürchten zu müssen. Gesundheit ist ein Privileg, das eng mit dem sozialen Status verknüpft ist. Der Zugang zu gesundheitsförderlichen Arbeits- und Lebenswelten hat einen Preis, der sich in Geld bemessen lässt. Die Tatsache aber, dass Gesundheit trotz aller Vorsorgeanstrengungen unberechenbar bleibt und sich nicht ohne Weiteres akkumulieren lässt, egal wie viel Geld einem zur Verfügung steht, macht sie umso begehrenswerter.

Diese Wahrnehmung von und der Umgang mit Gesundheit als Ware, als Prestige, als Herrschaftsinstrument und Distinktionsmittel, sind nicht naturwüchsig, sondern gesellschaftlich. Und damit sind sie auch nicht alternativlos. Gesundheit als soziales Verhältnis kann auch anders gedacht werden: Der vielfach preisgekrönte britische Sozialepidemiologe Michael Marmot hat als Replik auf die individualisierenden Gesundheitsratschläge der britischen Regierung, die ihren Bürger*innen unter anderem empfohlen hat, sich regelmäßig zu bewegen und gesund zu ernähren, sich nicht zu lange in der Sonne aufzuhalten, nicht zu rauchen und zu trinken, Stress zu vermeiden, genug zu schlafen, besonnen Auto zu fahren usw. (s. Kapitel »Von Wasserpumpen und Triathleten«), seine eigene Liste von Gesundheitstipps gegenübergestellt:

> »Seien Sie nicht arm. Leben Sie nicht in einem sozialen Brennpunkt. Seien Sie nicht behindert und haben Sie kein behindertes Kind. Gehen Sie keiner stressigen, schlecht bezahlten und/oder körperlich belastenden Tätigkeit nach. Seien Sie nicht obdachlos und wohnen Sie nicht in einer feuchten, minderwertigen Behausung. Verfügen Sie über finanzielle Mittel für soziale Aktivitäten und Erholungsurlaube. Seien Sie nicht alleinerziehend. Kennen und beantragen Sie alle Leistungen, auf die Sie Anspruch haben. Seien Sie finanziell in der Lage, sich ein eigenes verkehrssicheres Auto zu leisten. Nutzen Sie Ihre Bildung, um Ihre sozioökonomische Situation zu verbessern« (Marmot, 2015, S. 50; Übersetzung F.S.).

Marmot stellt in seiner Aufzählung Einflussfaktoren auf Gesundheit in den Mittelpunkt, die sich nicht durch individuelle Verhaltensänderungen aus der Welt schaffen lassen: nicht durch Meditation und Yoga, nicht durch Achtsamkeits- oder Krafttraining, nicht durch Diäten und Nahrungsergänzungsmittel, nicht durch Schmerztabletten oder Psychopharmaka, nicht durch Glücksratgeber und auch nicht durch Abnehmspritzen. Ein menschenfreundlicher Arbeits- und Wohnungsmarkt, ein funktionierender und bezahlbarer öffentlicher

Personennahverkehr, auskömmliche Löhne und ausreichende sozialstaatliche Leistungen, Unterstützungsangebote für Kinder mit Behinderung und chronischen Erkrankungen, Barrierefreiheit, Inklusion und Schutz vor Diskriminierung, ein öffentlicher Raum, der allen, unabhängig von finanziellen Möglichkeiten und körperlichen Einschränkungen zugänglich ist. Das alles sind Faktoren, die maßgeblichen Einfluss auf die Gesundheit von Menschen haben.

Sind die oben genannten Voraussetzungen für eine solidarische Gesundheit nicht erfüllt, müssen die Lücken individuell durch angepasstes Verhalten kompensiert werden. Mit Bezug auf das Darwin'sche Gesetz der Präventionspolitik (s. Kapitel »Healthismus – eine Einführung«) hat Hagen Kühn die Limitierungen einer Gesundheitsideologie ausgelotet, die allein auf eine individuelle Anpassung an widrige Verhältnisse abzielt:

> »An dieser Stelle muß aber auch die Grenze der Analogie zur Darwinschen ›Zuchtwahl‹ von Präventionskonzepten bezeichnet werden […]. Die Geschichte zeigt […], daß Menschen sich von reinen Naturwesen unter anderem durch folgendes unterscheiden können: Die Anpassung an ihre Umwelt fällt ihnen zuweilen so schwer, daß sie sich geistig von ihr distanzieren können, um sie praktisch zu verändern. Von dieser Möglichkeit kann auch […] in der Präventionspolitik Gebrauch gemacht werden« (Kühn, 1993, S. 153).

Wenn die Geschichte von Public Health eines gezeigt hat, dann dass Maßnahmen der Gesundheitsförderung immer dann erfolgreich waren, wenn sie die menschengemachte Umwelt praktisch verändert haben. Die Hierarchie des Darwin'schen Gesetzes der Präventionspolitik ist durch die reale Erfahrung auf den Kopf gestellt worden. Die Verhältnisprävention, also eine humanere Gestaltung der Lebensumwelt, verhindert das Gros der physischen und psychischen Erkrankungen. Verhaltensprävention, also die Aufklärung über Risiken und entsprechende Verhaltensinstruktionen sowie medizinische und psychologische Interventionen besorgen am Ende den Rest, nicht umgekehrt.

Im zweiten Viertel des 21. Jahrhunderts sind die Herausforderungen an eine solidarische Gesundheit ganz basal. Zunächst einmal müssen die zivilisatorischen Errungenschaften aus dem 19. und 20. Jahrhundert verteidigt werden. Eine funktionierende Kanalisation. Ein – auch faktisch durchgesetztes – Verbot der Kinderarbeit. Der Acht-Stunden-Arbeitstag. Das Recht, während der Arbeitszeit seine Notdurft verrichten zu dürfen, ohne Sanktionen befürchten zu müssen. Hygienische Schultoiletten, die nicht nach Schuldenbremse riechen. Das Ende von Suppenküchen und Lebensmitteltafeln als Massenphänomene. Das alles sind Errungenschaften, die in den frühzeitig industrialisierten Staaten lange Zeit selbstverständlich schienen und heute alle wieder in Gefahr sind.

Eine Gesundheitsförderung, die auf einen kollektiven Einsatz für die Verbesserung der Lebensverhältnisse verzichtet, ist zum Scheitern verurteilt. Gesundheitskompetenz kann sich nicht auf die Kenntnis von Risikofaktoren und gesundheitsförderlichen Bewältigungsstrategien beschränken. Sie muss, um Wirksamkeit zu entfalten, Menschen dazu befähigen, ihre Lebensverhältnisse zu verbessern. Dazu zählt das Wissen um die eigenen Rechte und die Möglichkeit, sie in Anspruch zu nehmen. Diese ermöglichenden Gesundheitskompetenzen können sich auf Fragen von Umweltgerechtigkeit, Arbeitsschutzbestimmungen und Rechte von Menschen mit Beeinträchtigungen ebenso beziehen wie auf den universalen Zugang zum Gesundheitssystem. Menschen müssen ihre Rechte kennen, und sie müssen sie durchsetzen können. Sie müssen aber vor allem erst einmal Rechte haben, wozu sie wiederum auf die Unterstützung sozialer Bewegungen, Gewerkschaften, Verbraucherschutzorganisationen, Bürger*inneninitiativen und Parteien angewiesen sind. Nur mithilfe von kollektiven Organisationen kann es gelingen, die Logik des Darwin'schen Gesetzes der Präventionspolitik aufzubrechen.

Auf dem Weg dahin muss die medizinische Grundversorgung holistisch gedacht werden. Das heißt: Es ist nutzlos, einfach immer weiter Tabletten gegen Kopfschmerzen oder Schlafprobleme zu verschreiben, wenn sich an den Ursachen für die Kopfschmerzen und die Schlaflosigkeit nichts ändert. Herauszufinden, ob sich das Problem statt durch Chemie auch durch Yoga oder Power Zumba lösen lässt, ist immer einen Versuch wert. Wie wahrscheinlich es ist, dass dieser Versuch gelingt, hängt aber auch von den finanziellen Möglichkeiten, den lokalen Gegebenheiten und nicht zuletzt dem Habitus der betroffenen Personen ab. Außerdem können auch Yoga und Zumba bestenfalls erfolgreich Symptome bekämpfen, aber nicht die Ursachen für die Gesundheitsprobleme lösen.

Ein Ort, an dem Yoga- und Aerobic-Studios eher dünn gesät sein dürften, ist der Hamburger Stadtteil Veddel. Gelegen auf einer kleinen Elbinsel, eingerahmt von Hafenanlagen, Autobahnen und Bahntrassen, leben hier rund 4.000 Menschen aus über 60 Ländern. Die meisten von ihnen verfügen über wenig Geld. Die Lebenserwartung liegt 11 Jahre niedriger als in den reicheren Vierteln der Hansestadt (Poliklinik Veddel, 2023). Lange Zeit gab es in der Veddel nur eine allgemeinärztliche Praxis, die auch nur halbtags geöffnet war und unmittelbar vor der Schließung stand. Vor ein paar Jahren hat sich hier die Poliklinik Veddel angesiedelt. Sie hat so zum einen die medizinische Grundversorgung der Bewohner*innen des Stadtteils gesichert. Denn neue Arztpraxen siedeln sich ungern in benachteiligten Quartieren an. Und das müssen sie auch nicht. Die kassenärztlichen Vereinigungen machen Ärzt*innen innerhalb einer Gemeinde keine Vorgaben, wo sie sich niederlassen müssen, egal ob es sich um eine Kleinstadt oder um eine Metropole handelt. Deshalb liegen die Arztpraxen in den gutsituierten Wohngebieten deutscher Großstädte oft Tür an Tür, während die Bewohner*innen ärmerer Stadtteile weite Wege auf sich nehmen müssen.

Die Poliklinik Veddel garantiert aber nicht nur die medizinische Grundversorgung der Bewohner*innen des Stadtviertels. Ihr Ansatz geht weit darüber hinaus. Die Patient*innen werden z. B. auch psychologisch beraten und, wo notwendig, auch zu Hause aufgesucht. Die allgemeinmedizinische Versorgung wird durch ein umfassendes Case Management ergänzt. Das heißt, die Personen erfahren, auf welche Leistungen sie Anspruch haben, und sie erhalten Unterstützung dabei, die ihnen zustehenden Leistungen auch einzufordern. Diese Beratung geht über Fragen zum Anspruch auf Leistungen aus dem medizinischen oder pflegerischen Bereich weit hinaus und beinhaltet z. B. die Unterstützung bei Konflikten mit Vermieter*innen oder der Ausländerbehörde. So besteht zumindest die Möglichkeit einer Lösung für die eigentlichen Ursachen von Schlaflosigkeit und chronischen Kopfschmerzen. Um strukturelle Verbesserungen für eine gesundheitsförderliche Lebenswelt zu erreichen, genügt das aber noch nicht. Dafür müssen die sozialen Verhältnisse bei der Anamnese nicht nur berücksichtigt, sondern verändert werden.

Die Poliklinik Veddel ist Teil eines Netzwerks solidarischer Gesundheitseinrichtungen in einer wachsenden Zahl von Großstädten. In ihrem Selbstverständnis insistiert das Poliklinik-Syndikat darauf, dass Gesundheitsversorgung mehr sein muss als »die individualisierte medizinische Behandlung der Einzelnen«:

> »Gesundheitspolitik und -versorgung [...] muss darauf zielen, soziale Verhältnisse grundlegend zu ändern: z.B. eine gleichmäßige Reichtumsverteilung und ausgleichende Sozialpolitik, gerechte Wohn- und Arbeitsverhältnisse, nachhaltige Umweltpolitik, die Bekämpfung von Rassismus und die Gleichstellung der Geschlechter« (Poliklinik Syndikat, 2024).

Mit anderen Worten: das Gegenteil von Healthismus.

Literatur

Aisslinger, M. (2016). Die armen Kinder vom Silicon Valley. *ZEIT Online.* https://www.zeit.de/2016/38/silicon-valley-kalifornien-usa-armut

Akin, K. & Gruber-Miller, S. (2023). Gov. Kim Reynolds loosens Iowa child labor laws to let teens work more hours. What to know: *Des Moines Register.* https://eu.desmoinesregister.com/story/news/politics/2023/05/26/iowa-governor-kim-reynolds-signs-child-labor-law-changes-letting-teens-work-longer-hours-more-jobs/70205073007/

Alabaku, O., Yan, A., Tharmarajah, S., Vigod, S. & Tadrous, M. (2023). Global trends in antidepressant, atypical antipsychotic and benzodiaz. *PlosOne, 18*(4), e0284389. https://doi.org/10.1371/journal.pone.0284389

Amlinger, C. & Nachtwey, O. (2022). *Gekränkte Freiheit. Aspekte des libertären Autoritarismus.* Suhrkamp.

Aquina, C., Marques-Baptista, A., Bridgeman, P. & Merlin, M. A. (2009). OxyContin Abuse and Overdose. *Postgraduate Medicine, 121*(2), 163–167.

Aust, A. & Schabraum, E. (2023). *Regelbedarfe 2024: Fortschreibung der Paritätischen Regelbedarfsforderung.* Deutscher Paritätischer Wohlfahrtsverband Gesamtverband e. V.

Bahnsen, U. (2023). Glückwunsch! Du wirst 150 Jahre alt werden. *ZEIT Online.* https://www.zeit.de/2023/47/altersforschung-lebenserwartung-200-jahre-gesundheit

Barr, B., Taylor-Robinson, D., Stuckler, D., Loopstra, R., Reeves, A. & Whitehead, M. (2016). »First, do no harm«: Are disability assessments associated with adverse trends in mental health? A longitudinal ecological study. *J Epidemiol Community Health, 70*(4), 339–345.

BBC (2006). Make people happier, says Cameron. *BBC.* http://news.bbc.co.uk/2/hi/uk_news/politics/5003314.stm

BBC (2024). Thames Water sewage spills quadruple, data shows. *BBC.* https://www.bbc.com/news/articles/cx0vk2d4wvgo

Berent, L. (2023). Die wirtschaftlichen Nebenwirkungen der Ozempic-Abnehmspritze. *Capital.* https://www.capital.de/wirtschaft-politik/die-wirtschaftlichen-nebenwirkungen-der-ozempic-abnehmspritze-33904198.html

Beutelsbacher, S. (2021). Müssen Mitarbeiter »in Wasserflaschen urinieren«? PR-

Desaster für Amazon. *Die Welt.* https://www.welt.de/wirtschaft/article229252309/Brisante-Vorwuerfe-Muessen-Amazon-Mitarbeiter-in-Flaschen-urinieren.html

Bloodworth, J. (2019). *Hired: Six Months Undercover in Low-Wage Britain.* Atlantic Books.

Brauer, R., Alfageh, B. & Blais, J. et al. (2021). Psychotropic medicine consumption in 65 countries and regions, 2008–19: A longitudinal study. *Lancet Psychiatry, 8*(12), 1071–1082.

Brown, M. (2023). Britain's world championship triathletes cannot train in Irish Sea due to pollution. *The Guardian.* https://www.theguardian.com/environment/2023/aug/02/world-championship-triathletes-cannot-train-in-sea-due-to-pollution

Bugel, S. (2024). 20,000 people off work in the UK every month for mental ill health. *The Guardian.* https://www.theguardian.com/society/2024/mar/14/mental-ill-health-causing-sharp-rise-in-benefit-claims-in-uk-data-shows

Bundesministerium für Wirtschaft und Arbeit (BMWA) (2005). Vorrang für die Anständigen – Gegen Missbrauch, »Abzocke« und Selbstbedienung im Sozialstaat. Ein Report vom Arbeitsmarkt im Sommer 2005. *Bundesministerium für Wirtschaft und Arbeit.*

Butler, P. (2015). Volunteer law project wins 95 % of »fit for work« test appeal cases. *The Guardian.* https://www.theguardian.com/society/patrickbutler-cuts-blog/2015/sep/02/volunteer-law-project-wins-95-of-fit-for-worktest-appeal-cases

Butler, P. (2020). Disabled man starved to death after DWP stopped his benefits. *The Guardian.* https://www.theguardian.com/society/2020/jan/28/disabled-man-starved-to-death-after-dwp-stopped-his-benefits

Butler, P. (2024). Inquiry to begin into DWP's treatment of ill and disabled people on benefits. *The Guardian.* https://www.theguardian.com/society/article/2024/may/22/inquiry-to-begin-into-dwps-treatment-of-ill-and-disabled-people-on-benefits

Butler, S. (1872). *Erehwon, or, Over the Range.* Trübner and Ballantyne.

Bündnis Krankenhaus statt Fabrik (2020). *Das Fallpauschalensystem und die Ökonomisierung der Krankenhäuser – Kritik und Alternativen.* Bündnis Krankenhaus statt Fabrik. https://krankenhaus-statt-fabrik.de/wp-content/uploads/2024/03/KH_statt_Fabrik_Broschuere_2020.pdf

Cabanas, E. & Illouz, E. (2009). *Das Glücksdiktat und wie es unser Leben beherrscht.* Suhrkamp.

Cameron, D. (2010a). David Cameron's speech to the Tory conference: in full. *The Guardian.* https://www.theguardian.com/politics/2010/oct/06/david-cameron-speech-tory-conference

Cameron, D. (2010b). PM speech on wellbeing. *UK Government.* https://www.gov.uk/government/speeches/pm-speech-on-wellbeing

Capital (2017). Wie Franz Steinkühler die Pinkelpause für Arbeiter durchsetzte. *Capital.* https://www.capital.de/featured/die-steinkuehler-pause

Case, A. & Deaton, A. (2020). *Deaths of Despair and the Future of Capitalism.* Princeton University Press.

Cederström, C. & Spicer, A. (2016). *Das Wellness-Syndrom. Die Glücksdoktrin und der perfekte Mensch.* Edition Tiamat.

Center for Disease Control and Prevention (CDC) (2024). Provisional Drug Overdose Death Counts. *Center for Disease Control and Prevention.* https://www.cdc.gov/nchs/nvss/vsrr/drug-overdose-data.htm

Chen, C. (2022). *Work, Pray, Code. When Work becomes Religion in Silicon Valley.* Princeton University Press.

Clifford, E. (2020). *The War on Disabled People.* Zed Books.

Crawford, R. (1980). Healthism and the medicalization of everyday life. *Int J Health Serv, 10*(3), 365–388.

Crawford, R. (2006). Health as a meaningful social practice. *Health, 10*(4), 401–420.

Cregg, D. R. & Cheavens, J. S. (2021). Gratitude Interventions: Effective Self-help? A Meta-analysis of the Impact on Symptoms of Depression and Anxiety. *J Happiness Stud, 22*(4), 413–445.

Dath, D. (2008). *Maschinenwinter. Wissen, Technik, Sozialismus.* Suhrkamp.

Deleuze, G. & Guattari, F. (1974). *Anti-Ödipus. Kapitalismus und Schizophrenie I.* Suhrkamp.

Derkatch, C. (2022). *Why Wellness sells. Natural Health in a Pharmaceutical Culture.* John Hopkins University Press.

Des Moines Register (2023). Iowa won't participate in federal program giving low-income kids grocery money. *Des Moines Register.* https://eu.desmoinesregister.com/story/news/politics/2023/12/22/iowa-opts-out-of-ebt-food-program-for-low-income-children-in-summer-eb-usda/72015276007/

Deutsche Gesellschaft für Ernährungsmedizin (DGEM) (2020). Mangelernährung und Übergewicht bei Kindern: Hochverarbeitete Lebensmittel begünstigen Nährstoffmangel und fördern Gewichtszunahme. *Deutsche Gesellschaft für Ernährungsmedizin.* https://www.dgem.de/pressemitteilungs-archiv-92020

Deutsches Ärzteblatt (2016). Diabetisches Fußsyndrom: Zu viele Amputationen. *Deutsches Ärzteblatt, 113*(8), A-332/B-280/C-280. https://www.aerzteblatt.de/archiv/175053/Diabetisches-Fusssyndrom-Zu-viele-Amputationen

Deutsches Ärzteblatt (2019). Zu wenig Aufklärung über Nutzen und Nachteile der Krebsfrüherkennung. *Deutsches Ärzteblatt.* https://www.aerzteblatt.de/nachrichten/101551/Zu-wenig-Aufklaerung-ueber-Nutzen-und-Nachteile-der-Krebsfrueherkennung

Deutsches Ärzteblatt (2021a). Langfristige Verordnung von Antidepressiva und Schmerzmitteln gestiegen. *Deutsches Ärzteblatt.* https://www.aerzteblatt.de/nachrichten/126082/Langfristige-Verordnung-von-Antidepressiva-und-Schmerzmitteln-gestiegen

Deutsches Ärzteblatt (2021b). Rudolf Virchow und die Suche nach der Gesundheit des Menschen. *Deutsches Ärzteblatt.* https://www.aerzteblatt.de/nachrichten/128106/Rudolf-Virchow-und-die-Suche-nach-der-Gesundheit-des-Menschen

Deutsches Ärzteblatt (2022). Diabetisches Fußsyndrom: Nach hoher Amputation stirbt jeder Zweite innerhalb von fünf Jahren. *Deutsches Ärzteblatt.* https://www.aerzteblatt.

de/nachrichten/139061/Diabetisches-Fusssyndrom-Nach-hoher-Amputation-stirbt-jeder-Zweite-innerhalb-von-fuenf-Jahren

Dönhof, M. (1975). Der Mahner von Cuernavaca. *ZEIT Online.* https://www.zeit.de/1975/16/der-mahner-von-cuernavaca/komplettansicht

Dreier, H. (2023). Alone and Exploited, Migrant Children Work Brutal Jobs Across the U.S. *New York Times.* https://www.nytimes.com/2023/02

Drösser, C. (2016). Lieber ewig wahnsinnig als normal und sterblich. *ZEIT Online.* https://www.zeit.de/wissen/gesundheit/2016-08/blut-experimente-jugend-unsterblichkeit-silicon-valley-peter-thiel

Dunkel, M. (2024). Eli Lillys Abnehmspritze – ein Sprengsatz fürs deutsche Gesundheitssystem. *Capital.* https://www.capital.de/wirtschaft-politik/eli-lillys-abnehmspritze--sprengsatz-fuers-deutsche-gesundheitssystem-34607690.html

Eban, K. (2024). Why Counterfeit Ozempic is a global-growth industry. *Vanity Fair.* https://www.vanityfair.com/news/story/counterfeit-ozempic-global-growth-industry

Eckhard, M. (2023). Diabetisches Fußsyndrom: Amputationen häufig vermeidbar. *Deutsches Ärzteblatt, 120*(19), A-865/B-740.

Ehrenberg, A. (2015). *Das erschöpfte Selbst. Depression und Gesellschaft in der Gegenwart.* Campus.

Eller, D. (2023). The good and the bad of Iowa's bill that would bring big changes to child labor laws. *Des Moines Register.* https://eu.desmoinesregister.com/story/money/business/2023/02/06/key-points-of-bill-to-change-iowa-child-labor-law/69870761007/

Engels, F. (1845). *Die Lage der arbeitenden Klasse in England.* Otto Wiegand.

Evans, W. (2020). How Amazon hid its safety crisis. *Reveal News.* https://revealnews.org/article/how-amazon-hid-its-safety-crisis/

Fanger, E. (2024). Amazon says its injury rates are down. They're still the highest in the industry. *The Nation.* https://www.thenation.com/article/economy/amazon-injury-rate/

Fisher, M. (2009). *Capitalist Realism. Is there no alternative?* Zero Books.

Florence, C., Luo, F. & Rice, K. (2021). The economic burden of opioid use disorder and fatal opioid overdose in the United States, 2017. *Drug and Alcohol Dependence, 218.*

Foucault, M. (1977). *Überwachen und Strafen. Die Geburt des Gefängnisses.* Suhrkamp.

Foucault, M. (1984). *Von der Freundschaft als Lebensweise. Im Gespräch.* Merve.

Foucault, M. (2004). *Geschichte der Gouvernementalität II. Die Geburt der Biopolitik. Vorlesung am Collège de France 1978–1979.* Suhrkamp.

Frenkel, S. & Isaac, M. (2023). Mass layoffs and absentee bosses create a morale crisis at Meta. *New York Times.* https://www.nytimes.com/2023/04/12/technology/meta-layoffs-employees-management.html

Fritze, J. (2020). Verordnung von Neuro-Psychopharmaka. *Psychopharmakotherapie, 27,* 57–61.

Fromm, E. (1955). *The Sane Society.* Holt, Rinehart and Winston.

Gault, M. (2021). Amazon introduces tiny »ZenBooths« for stressed-out warehouse workers. *Vice Magazine.* https://www.vice.com/en/article/wx5nmw/amazon-introduces-tiny-zenbooths-for-stressed-out-warehouse-workers

Gellman, B. (2023). Peter Thiel is taking a Break from democracy. *The Atlantic.* https://www.theatlantic.com/politics/archive/2023/11/peter-thiel-2024-election-politics-investing-life-views/675946/

Gentleman, A. (2014). »No one should die penniless and alone«: The victims of Britain's harsh welfare sanctions. *The Guardian.* https://www.theguardian.com/society/2014/aug/03/victims-britains-harsh-welfare-sanctions

Gernert, J. (2024). Ist da was? *Die Zeit.* https://www.zeit.de/2024/04/ganzkoerper-mrt-scan-gesundheit-prenuvo

Gertenbach, L. (2007). *Die Kultivierung des Marktes. Foucault und die Gouvernementalität des Marktes.* Parodos.

Gollmer, P. (2024). »Wir wissen schlicht nicht, wie lange wir leben können«: Der Millionär Bryan Johnson will beweisen, dass der Mensch nicht sterben muss. *Neue Zürcher Zeitung.* https://www.nzz.ch/wissenschaft/millionaer-bryan-johnson-will-beweisen-dass-der-mensch-nicht-sterben-muss-ld.1803643

Graefe, S. (2019). *Resilienz im Krisenkapitalismus. Wider das Lob der Anpassungsfähigkeit.* transcript.

Grandjean, P., Meddis, A., Nielsen, F. et al. (2023). Weight Loss Relapse Associated with Exposure to Perfluorinated Alkylate Substances. *Obesity, 31*(6), 1686–1696.

Green, M., Dorling, D. & Mitchell, R. (2018). Updating Edwin Chadwick's seminal work on geographical inequalities by occupation. *Social Science & Medicine, 197*, 59–62.

Greene, J. & Alcantara, C. (2021). Amazon warehouse workers suffer serious injuries at higher rates than other firms. *Washington Post.* https://www.washingtonpost.com/technology/2021/06/01/amazon-osha-injury-rate/

Grimshaw, E. (2024). Schools running more foodbanks than charitable groups. *BBC.* https://www.bbc.com/articles/cpdgxejy8p9o

Gruber-Miller, S. (2023). Iowans face new tests, checks to get food, health care assistance. Here's how new law works. *Des Moines Register.* https://eu.desmoinesregister.com/story/news/politics/2023/06/01/iowa-governor-kim-reynolds-signs-law-with-stricter-requirements-for-snap-medicaid/70147962007/

Gurley, K. (2022). Amazon's mandatory ›Wellness Huddles‹ tell workers to eat their vegetables. *Vice Magazine.* https://www.vice.com/en/article/xgda94/amazons-mandatory-wellness-huddles-tell-workers-to-eat-their-vegetables

Guthman, J. (2011). *Weighing in. Obesity, Food Justice and the Limits of Capitalism.* University of California Press.

Hehlmann, T., Schmidt-Semisch, H. & Schorb, F. (2018). *Soziologie der Gesundheit.* UVK.

Herriger, F. (2018). »LSD macht mir den Kopf frei«. *ZEIT Online.* https://www.zeit.de/arbeit/2018-04/microdosing-lsd-drogen-wirkung-job-kreativitaet

Hill, A. (2023). Children raised under UK austerity shorter than European peers, study finds. *The Guardian.* https://www.theguardian.com/business/2023/jun/21/children-raised-under-uk-austerity-shorter-than-european-peers-study

Hoffmann, A. (2012). *Drogenkonsum und -kontrolle. Zur Etablierung eines sozialen Problems im ersten Drittel des 20. Jahrhunderts.* Springer VS.

Hollstein, T. (2021). Semaglutid: Der Preis für das Abnehmen. *Deutsches Ärzteblatt, 18*(12), A-622/B-524.

Horten, H. (2024). 83 % of English rivers have evidence of high pollution from sewage and agriculture. *The Guardian.* https://www.theguardian.com/environment/2024/jan/30/english-rivers-pollution-sewage-agriculture-uk

Horvath, S. (2013). DNA methylation age of human tissues and cell types. *Genome Biology, 14,* 3156.

Illich, I. (1987). *Die Nemesis der Medizin.* Rowohlt.

International Association for the Study of Pain (IASP) (2020). IASP Announces Revised Definition of Pain. *International Association for the Study of Pain.* https://www.iasp-pain.org/publications/iasp-news/iasp-announces-revised-definition-of-pain/

Keefe, P. (2022). *Imperium der Schmerzen.* Hanser.

Kellerhoff, S. (2014). Vom Hustensaft zum tödlichen Cocktail. *Die Welt.* https://www.welt.de/vermischtes/article124588768/Vom-Hustensaft-zum-toedlichen-Cocktail.html

Kennedy-Hendricks, A., Ettman, C. & Gollust, S. (2024). Experience of personal loss due to drug overdose among US adults. *JAMA Health Forum,* 5(5), e241262.

Kielb, E., Rhyan, C. & Lee, J. (2017). Comparing healths care financial burden with an alternative measure of unaffordability. *Inquiry, 54,* 1–7.

Klemperer, D. (2020). *Sozialmedizin – Public Health – Gesundheitswissenschaften.* Hogrefe.

Kollewe, J. (2023). Wegovy: The slimming drug that keeps Denmark's economy growing. *The Guardian.* https://www.theguardian.com/business/2023/sep/09/wegovy-the-slimming-drug-that-keeps-denmarks-economy-growing

Köhler, T. (2020). Der Preis des Highs. Wirkungen psychotroper Substanzen. *Aus Politik und Zeitgeschichte, 49–50,* 10–16.

Kristof, N. (2023). Why americans feel more pain. *New York Times.* https://www.nytimes.com/2023/05/03/opinion/chronic-pain-america-working-class.html

Kühn, H. (1993). *Healthismus. Eine Analyse der Präventionspolitik und Gesundheitsförderung in den USA.* Edition Sigma.

Kühn, H. & Rosenbrock, R. (1994). Präventionspolitik und Gesundheitswissenschaften. Eine Problemskizze. In R. Rosenbrock, H. Kühn & B. M. Köhler (Hrsg.), *Präventionspolitik. Gesellschaftliche Strategien der Gesundheitssicherung* (S. 29–53). Edition Sigma.

Künast, R. (2004). *Die Dickmacher.* Riemann.

Laclau, E. (2013). Was haben leere Signifikanten mit Politik zu tun? In E. Laclau (Hrsg.), *Emanzipation und Differenz* (S. 65–78). turia + kant.

Laville, S. (2024a). »I've seen solid waste float by«: Surrey riverside residents try to stop the poo. *The Guardian.* https://www.theguardian.com/environment/2024/mar/12/surrey-horley-sewage-works-thames-water

Laville, S. (2024b). What now for Thames Water as investors turn off the taps? *The Guardian.* https://www.theguardian.com/business/2024/mar/30/what-now-for-thames-water-as-investors-turn-off-the-taps

Lawson, A., Simpson, J., Laville, S. & Horton, H. (2024). Thames Water investors pull plug on £500 m of funding amid standoff with regulator. *The Guardian.* https://www.theguardian.com/business/2024/mar/28/fresh-crisis-for-thames-water-as-investors-pull-plug-on-500m-of-funding

Lawson, A. (2024). The fate of Thames Water hangs in the balance. So what are its options? *The Guardian.* https://www.theguardian.com/business/2024/mar/22/the-fate-of-thames-water-hangs-in-the-balance-so-what-are-its-options

Lemke, T., Krasmann, S. & Bröckling, U. (2000). Gouvernementalität, Neoliberalismus und Selbsttechnologie. Eine Einleitung. In U. Bröckling, S. Krasmann & T. Lemke (Hrsg.), *Gouvernementalität der Gegenwart. Studien zur Ökonomisierung des Sozialen* (S. 7–40). Suhrkamp.

Lewis, T. (2022). The U.S. just lost 26 years' worth of progress on life expectancy. *Scientific America.* https://www.scientificamerican.com/article/the-u-s-just-lost-26-years-worth-of-progress-on-life-expectancy/

Lubbadeh, J. (2024). Die Anti-Kilo-Pille. *ZEIT Online.* https://www.zeit.de/wissen/2024-05/abnehmspritzen-ozempic-wegovy-mounjaro-abnehmpille-pharmakonzerne

Mann, E. (2016). Story of cities #14: London's Great Stink heralds a wonder of the industrial world. *The Guardian.* https://www.theguardian.com/cities/2016/apr/04/story-cities-14-london-great-stink-river-thames-joseph-bazalgette-sewage-system

Marmot, M. (2015). *The Health Gap. The Challenge of an Unequal World.* Bloomsbury.

Marx, K. & Engels, F. (1968). *Marx-Engels-Werke (MEW), Band 23: Das Kapital, Band 1.* Dietz.

Masurczak, P. (2021). Positive Psychologie in der Kritik. Schluss mit lustig! *Deutschlandfunk.* https://www.deutschlandfunkkultur.de/positive-psychologie-in-der-kritik-schluss-mit-lustig-100.html

McKeown, T. (1979). *The Role of Medicine. Dream, Mirage or Nemesis?* Princeton University Press.

McKinlay, J. (1979). »A Case for Refocusing Upstream: The Political Economy of Illness«. Patients, Physicians and Illness. In J. Gartly (Hrsg.), *A Sourcebook in Behavioral Science and Health* (S. 9–25). The Free Press.

McLaughlin, L. (2024). Oxford confirm illnesses before boat race but stop short of blaming pollution. *The Guardian.* https://www.theguardian.com/sport/2024/mar/31/boat-race-organisers-ask-defeated-oxford-crew-rowing-clarify-sickness-claims-cambridge

McNair, K. (2024). The income everyday Americans earn in every U.S. state – see how your salary measures up. *CNBC.* https://www.cnbc.com/2024/04/14/median-annual-income-in-every-us-state.html

McVeigh, T. (2011). David Cameron measuring »wrong type of happiness«. *The*

Guardian. https://www.theguardian.com/politics/2011/apr/10/david-cameron-wrong-type-happiness

Metz, S. (2023). Der Appetit war weg – und die Sucht auch. *ZEIT Online.* https://www.zeit.de/gesundheit/2023-08/abnehmspritze-ozempic-forschung-rauchen-sucht

Metzl, J. (2019). *Dying of Whiteness. How the politics of racial resentment is killing America's heartland.* Basic Books.

Metzl, J. & Kirkland, A. (Hrsg.). (2010). *Against health. How health became the new morality.* New York University Press.

Mikhail, A. (2023). Wealthy men are spending millions to lower their biological ages and live longer. These women are beating them with cheaper solutions. *Fortune.* https://fortune.com/well/2023/11/04/longevity-women-biohackers-diet-exercise-bryan-johnson/

Office for National Statistics (2024). Measuring progress, well-being and beyond. *Government UK.* https://www.ons.gov.uk/peoplepopulationandcommunity/wellbeing/bulletins/measuringprogresswellbeingandbeyondgdpintheuk/may2024

Office of Public Affairs (2020). Opioid manufacturer purdue pharma pleads of guilty to fraud and kickback conspiracies. *US Department of Justice.* https://www.justice.gov/opa/pr/opioid-manufacturer-purdue-pharma-pleads-guilty-fraud-and-kickback-conspiracies

Organisation for Economic Co-operation and Development (OECD) (2023). *Health at a Glance 2023: OECD Indicators.* OECD Publishing.

Parsons, T. (1958). Struktur und Funktion der modernen Medizin. *Kölner Zeitschrift für Soziologie und Sozialpsychologie, Sonderheft 3,* 10–57.

Pickett, K. & Wilkinson, R. (2010). *Gleichheit ist Glück. Warum gerechte Gesellschaften für alle besser sind.* Haffmans & Tolkemitt.

Plickert, P. (2024). Englands Elend mit den Wasserversorgern. *FAZ.* https://www.faz.net/aktuell/wirtschaft/mehr-wirtschaft/englands-elend-mit-den-wasserversorgern-19438386.html

Poliklinik Syndikat (2024). Über uns. *Poliklinik Syndikat.* https://www.poliklinik-syndikat.org/ueber-uns/

Poliklinik Veddel (2023). Wer wir sind. *Poliklinik Veddel.* https://poliklinik1.org/wer-wir-sind

Portes, J. (2022). I worked on the privatisation of England's water in 1989. It was an organised rip-off. *The Guardian.* https://www.theguardian.com/commentisfree/2022/aug/16/i-worked-on-privatisation-england-water-1989-failed-regime

Pring, J. (2021). DWP assessment contracts will see another £2 billion handed to outsourcing giants. *Disability News Service.* https://www.disabilitynewsservice.com/dwp-assessment-contracts-will-see-another-2-billion-handed-to-outsourcing-giants/

Rakshit, S., Rae, M., Claxton, G., Krutika, A. & Cox, C. (2024). The burden of medical debt in the United States. *KFF Health News.* https://www.kff.org/health-costs/issue-brief/the-burden-of-medical-debt-in-the-united-states/

Raphael, R. (2022*). The Gospel of Wellness. Gyms, Gurus, Goop and the false promise of Self-Care.* Henry Holt & Co.

RedaktionsNetzwerk Deutschland (RND) (2020). Brinkhaus: »Nackensteak-Esser sind das Rückgrat unserer Gesellschaft«. *RedaktionsNetzwerk Deutschland.* https://www.rnd.de/politik/brinkhaus-nackensteak-esser-sind-das-ruckgrat-unserer-gesellschaft-IAHT6BIBDBGYVGS46Z4ZJGWTEA.html

Rowland, K. (2023). »We're sedating women with self-care«: How we became obsessed with wellness. *The Guardian.* https://www.theguardian.com/wellness/2023/nov/01/wellness-industry-healthcare-women-stress

Ryan, H., Girion, L. & Glover, S. (2016a). »You want a description of hell?« OxyContin's 12-hour problem. *LA Times.* https://www.latimes.com/projects/oxycontin-part1

Ryan, H., Girion, L. & Glover, S. (2016b). More than 1 million OxyContin pills ended up in the hands of criminals and addicts. What the drugmaker knew. *LA Times.* https://www.latimes.com/projects/la-me-oxycontin-part2

Sachtleben, S. (2023). Oxycodon – eine erklärungsbedürftige Karriere. *Zeitschrift für Allgemeinmedizin, 99,* 350–356. https://www.springermedizin.de/schmerzmedizinische-pharmakotherapie/oxycodon/oxycodon-eine-erklaerungsbeduerftige-karriere/26060008

Sanders, B. (2024). NEWS: Chairman Sanders launches investigation into outrageously high price of Ozempic and Wegovy in the United States. *Sanders Senate Government.* https://www.sanders.senate.gov/press-releases/news-chairman-sanders-launches-investigation-into-outrageously-high-price-of-ozempic-and-wegovy-in-the-united-states/

Schmidt, B. (2010). Der eigenverantwortliche Mensch. *Das Gesundheitswesen, 72*(1), 29–34.

Schmidt-Semisch, H. & Schorb, F. (Hrsg.). (2021). *Public Health. Disziplin –Praxis – Politik.* Springer VS.

Schmitten-Sausen, N. (2016). Sucht und Drogen: Heroin überschwemmt die USA. *Deutsches Ärzteblatt, 15*(1), 29.

Schorb, F. (2009). *Dick, doof und arm. Die große Lüge vom Übergewicht und wer von ihr profitiert.* Droemer Knaur.

Schorb, F. (2015). *Die Adipositas-Epidemie als politisches Problem. Gesellschaftliche Wahrnehmung und staatliche Intervention.* Springer VS.

Schorb, F. (2017). Dick ist kein Schimpfwort! Kollektive Strategien gegen Gewichtsdiskriminierung. In L. Rose & F. Schorb (Hrsg.), *Fat Studies in Deutschland. Hohes Körpergewicht zwischen Diskriminierung und Anerkennung* (S. 31–52). Beltz Juventa.

Schorb, F. (2021). Crossroad between the right to health and the right to be fat. *Fat Studies, 10*(2), 160–171.

Schorb, F. (2022a). Adipositas-Epidemie. In A. Herrmann, Kim, T.J., Kindinger, E. et al. (Hrsg.), *Fat Studies. Ein Glossar* (S. 39–42). transcript.

Schorb, F. (2022b). Fat as a neoliberal epidemic: Analyzing fat bodies through the lens of Political Epidemiology. *Fat Studies, 11*(1), 70–82.

Slobodian, Q. (2019). *Globalisten. Das Ende der Imperien und die Geburt des Neoliberalismus.* Suhrkamp.

Slobodian, Q. (2023). *Kapitalismus ohne Demokratie. Wie Marktradikale die Welt in Mikronationen, Privatstädte und Steueroasen zerlegen wollen.* Suhrkamp.

Smith, D. (2024). Could Equinox's new $40,000 Membership really help you live longer? *New York Times.* https://www.nytimes.com/2024/05/07/well/live/equinox-40000-optimize-longevity-membership.html

SPIEGEL Online (2023). Menschen in Deutschland essen deutlich weniger Fleisch. *SPIEGEL Online.* https://www.spiegel.de/wirtschaft/fleischkonsum-in-deutschland-sinkt-drastisch-a-de988556-9c32-45fe-b612-8120c5289272

Statistisches Bundesamt (2023). Grunddaten der Krankenhäuser. Fachserie 12, Reihe 6.1.1 (bis 2021). Statistischer Bericht. *Statistisches Bundesamt.* https://www.destatis.de/DE/Themen/Gesellschaft-Umwelt/Gesundheit/Krankenhaeuser/Publikationen/_publikationen-innen-grunddaten-krankenhaus.html

Streeck, W. (2013). *Gekaufte Zeit. Die vertagte Krise des demokratischen Kapitalismus.* Suhrkamp.

Taube, D. & Michaelsen, S. (2024). »Der Tod ist ein technisches Problem, das sich lösen lässt«. *Die Welt.* https://www.welt.de/iconmagazine/icons/article248285866/Bryan-Johnson-Der-Tod-ist-ein-technisches-Problem-Der-Millionaer-der-taeglich-100-Pillen-schluckt.html

The Lancet Commission (2019). The Global Syndemic of Obesity, Undernutrition and Climate Change: The Lancet Commission report. *Lancet, 393,* 791–798.

The Stationery Office (1999). Saving lives: Our healthier nation. *Government UK.* https://assets.publishing.service.gov.uk/media/5a7b8c8240f0b62826a044aa/4386.pdf

Thomhave, K. (2024). These billionaires want to disrupt death – and keep their fortunes forever. *Motherjones.* https://www.motherjones.com/politics/2024/01/alcor-cryonics-peter-thiel-billionaires-dynasty-trusts-aging-disease-death-immortality/

Turner, J. (2019). Not no longer but not yet. *London Review of Books, 41*(9). https://www.lrb.co.uk/the-paper/v41/n09/jenny-turner/not-no-longer-but-not-yet

Turrini, M. (2015). A genealogy of »healthism«. *E-Journal of Medical Humanities & Social Studies of Science and Technology, 7*(1), 11–27.

Ungoed-Thomas, J. (2023a). Competitors report falling ill after triathlon event in waters of river Eden. *The Guardian.* https://www.theguardian.com/environment/2023/oct/01/competitors-report-falling-ill-after-triathlon-event-in-waters-of-river-eden

Ungoed-Thomas, J. (2023b). Fifty-seven swimmers fall sick and get diarrhoea at world triathlon championship in Sunderland. *The Guardian.* https://www.theguardian.com/environment/2023/aug/05/investigation-after-57-world-triathlon-championship-swimmers-fall-sick-and-get-diarrhoea-in-sunderland-race

US Surgeon General (2023). *Our Epidemic of Loneliness and Isolation.* Office of the Surgeon General.

Vera, A. (2009). Die »Industrialisierung« des Krankenhauswesens durch DRG-Fallpauschalen – eine interdisziplinäre Analyse. *Das Gesundheitswesen, 71*(3), e10–e17.

Vinokour, M. (2024). Vorsicht vor dem Lifestyle-Faschismus. *Jacobin.* https://www.jacobin.de/artikel/lifestyle-faschismus-maennlichkeit-liver-king-influencer

Virchow, R. (1848a). *Mittheilungen über die in Oberschlesien herrschende Typhus-Epidemie.* Verlag von G. Reimer.

Virchow, R. (1848b). Der Armenarzt. *Medicinische Reform, 18,* 125.

Wainwright, O. (2013). Amazon to build futuristic HQ of greenhouse domes in downtown Seattle. *The Guardian.* https://www.theguardian.com/artanddesign/architecture-design-blog/2013/dec/20/amazon-futuristic-greenhouse-headquarters-seattle

Wang, Y., Beydoun, M.A., Liang, L., Caballero, B. & Kumanyika, S.K. (2008). Will all americans become overweight or obese? Estimating the progression and cost of the US Obesity Epidemic. *Obesity, 16*(10), 2323–2330.

World Health Organization (WHO) (2003). *Diet, Nutrition and the Prevention of Chronic Diseases: Report of a Joint WHO/FAO Expert Consultation*. WHO Press.

Winker, G. (2018). Das Ganze der Arbeit revolutionieren. *Luxemburg. Gesellschaftsanalyse und linke Praxis.* https://www.rosalux.de/profil/es_detail/X6DWFOHCWI/prof-dr-gabriele-winker?cHash=c19f6a75f39e3b24665e5d768f2ef709

Winter, M. (2021). Fleischkonsum und Männlichkeit. *Aus Politik und Zeitgeschichte, 20–25,* 51–52.

Yanatma, S. (2023). Europe's mental health crisis: Which country uses the most antidepressants? *Euro News.* https://www.euronews.com/health/2023/09/09/europes-mental-health-crisis-in-data-which-country-uses-the-most-antidepressants

Zilber, A. (2024). Amazon deals »slap in the face« to stressed warehouse workers, tells them to think happy thoughts. *New York Post.* https://nypost.com/2024/03/13/business/amazon-workers-told-to-close-your-eyes-and-think-happy-thoughts/